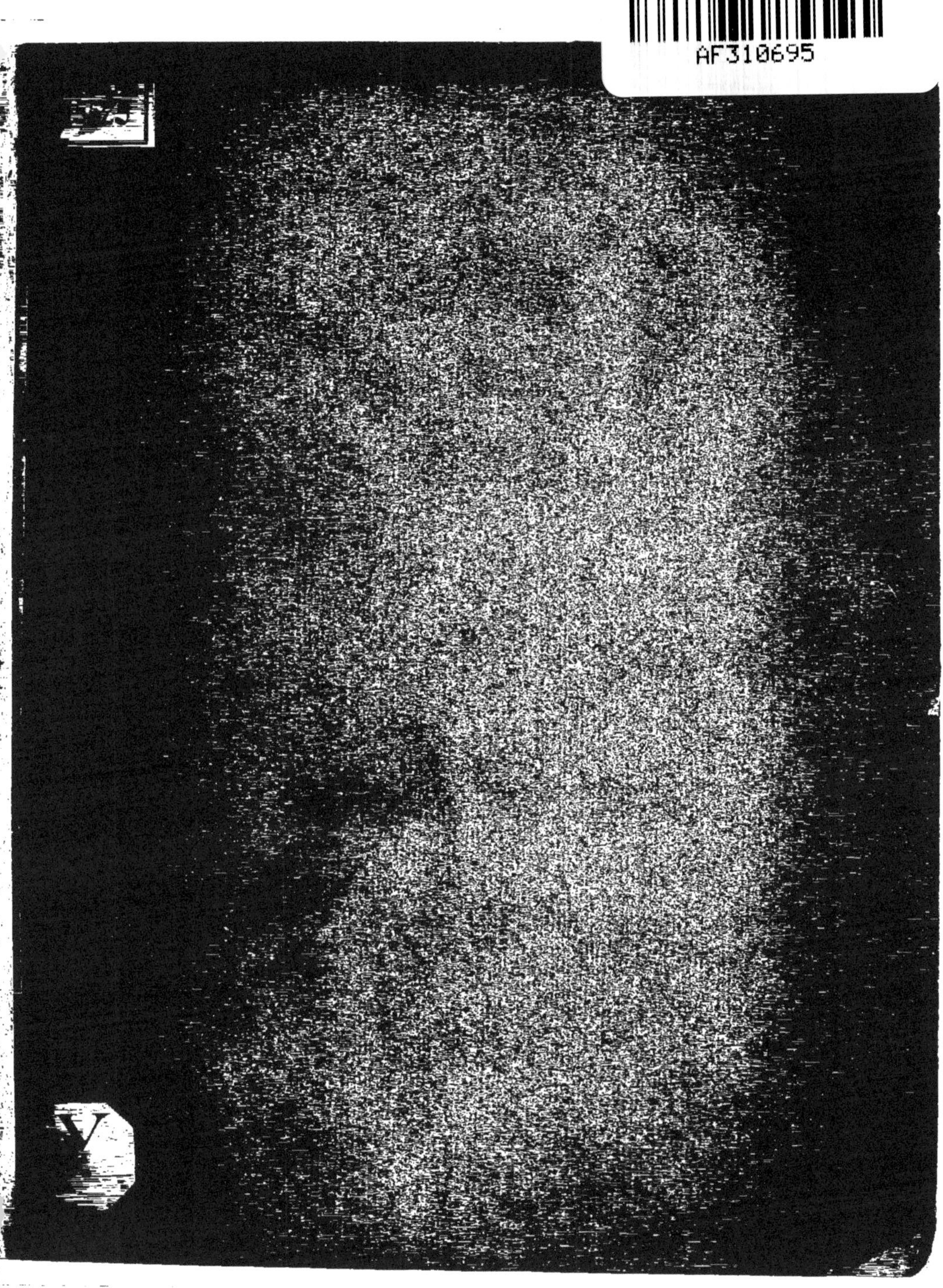

THÈSES

PRÉSENTÉES

A LA FACULTÉ DES SCIENCES DE PARIS

POUR OBTENIR

LE GRADE DE DOCTEUR ÈS SCIENCES MATHÉMATIQUES

PAR

A. ADRIEN LAFON

Licencié ès sciences physiques et ès sciences mathématiques

THÈSE DE MÉCANIQUE
SUR L'INTÉGRATION DES ÉQUATIONS DIFFÉRENTIELLES DE LA MÉCANIQUE

THÈSE D'ASTRONOMIE
SUR LA THÉORIE DU DERNIER MULTIPLICATEUR ET LE PROBLÈME DES TROIS CORPS

SOUTENUES LE   JUIN 1854 DEVANT LA COMMISSION D'EXAMEN

MM. LEFÉBURE DE FOURCY   PRÉSIDENT
LAMÉ
DELAUNAY   } EXAMINATEURS

PARIS

TYPOGRAPHIE DE CH. LAHURE
Imprimeur du Sénat et de la Cour de Cassation
(ancienne maison Crapelet), rue de Vaugirard, 9

1854

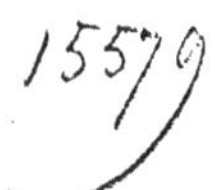

ACADÉMIE DÉPARTEMENTALE DE LA SEINE.

FACULTÉ DES SCIENCES DE PARIS.

Doyen....................	MILNE EDWARDS, professeur..	Zoologie, Anatomie, Physiologie.
Professeurs honoraires.	Le baron THÉNARD. BIOT. MIRBEL. PONCELET.	
Professeurs	CONSTANT PRÉVOST.........	Géologie.
	DUMAS.....................	Chimie.
	DESPRETZ.	Physique.
	STURM.....................	Mécanique.
	DELAFOSSE.................	Minéralogie.
	BALARD....................	Chimie.
	LEFÉBURE DE FOURCY.......	Calcul différentiel et intégral.
	CHASLES...................	Géométrie supérieure.
	LE VERRIER.................	Astronomie physique.
	DUHAMEL..................	Algèbre supérieure.
	BERNARD.	Physiologie générale.
	GEOFFROY-SAINT-HILAIRE. .	Anatomie, physiologie comparée, Zoologie.
	LAMÉ.	Calcul des probabilités, Physique mathématique.
	DELAUNAY.................	Mécanique physique.
	PAYER.....................	Organographie végétale.
	P. DESAINS.................	Physique.
Agrégés..................	MASSON..................... PELIGOT....................	} Sciences physiques.
	BERTRAND.................. J. VIEILLE.	} Sciences mathématiques.
	DUCHARTRE................	Sciences naturelles.
Secrétaire................	E. P. REYNIER.	

C.

THÈSE DE MÉCANIQUE

A

MES PARENTS

A

M. BERTRAND

PROFESSEUR SUPPLÉANT AU COLLÉGE DE FRANCE

A

M. BOUVIER

MEMBRE DE L'A CADÉMIE DE MÉDECINE

Hommage de reconnaissance

ADRIEN LAFON

28, rue Saint-Pierre-Chaillot

Des points matériels, en nombre quelconque, étant tirés par des forces et soumis à des liaisons telles que le principe des forces vives puisse s'appliquer, si l'on connaît, outre l'intégrale fournie par ce principe, deux autres intégrales, on peut en déduire une troisième sans avoir recours à des quadratures *.

Tel est le beau théorème dont Poisson a enrichi la Mécanique et qui a si vivement excité l'admiration de Jacobi.

L'illustre auteur de ce théorème en a donné une démonstration dans son premier Mémoire sur la variation des constantes arbitraires **. Mais cette démonstration étant, pour ainsi dire, liée à cette théorie, j'ai pensé qu'il serait bon d'en donner une plus directe et qui fût tirée de la forme même des équations différentielles du mouvement.

A l'étude de ce théorème se rattache une question qui est d'une grande importance en Mécanique, savoir, la détermination de la fonction V ***.

On sait trouver cette fonction dans le cas où, le problème n'ayant que quatre intégrales, on en connaît deux; pourvu, toutefois, que parmi ces deux intégrales se trouve celle qui est fournie par le principe des forces vives. Dernièrement, M. Liouville a reconnu que la fonction V pouvait s'obtenir dans un cas plus général, savoir, dans le cas où, $2n$ étant le nombre des intégrales on en connaît n qui, combinées deux à deux, font prendre au théorème de Poisson la forme identique $0 = 0$.

La démonstration que je donne de cette importante proposition,

---

* Cet énoncé est de Jacobi.

** *Journal de l'École Polytechnique*, XVᵉ cahier.

*** Quand il n'y a pas de liaisons on a $V = \int x'dx + y'dy + z'dz + x'_1 dx_1 +$, etc. En appelant x, y, z, x_1, etc., les coordonnées des points et x', y', z', x'_1, etc., leurs dérivées par rapport au temps.

est fondée sur une propriété très-connue dont jouit le dénominateur des inconnues dans des équations du premier degré *, et elle m'a permis de démontrer facilement la réciproque.

La fonction V étant trouvée, on en déduit les n intégrales qui complètent la solution du problème et qui sont liées aux n précédentes par des relations que je démontre.

Je fais voir que réciproquement, si la fonction V était exprimée en fonction des n dernières constantes, on retrouverait les n premières pour compléter la solution.

C'est à M. Hamilton qu'est due cette nouvelle méthode d'intégration. Il a trouvé que dans le cas où le principe des forces vives peut s'appliquer, on peut exprimer les intégrales ainsi que les équations différentielles en fonction des coefficients différentiels d'une même fonction S, analogue à la fonction V **.

Mais, d'après le choix qu'il a fait de S, il faut prendre pour constantes les valeurs initiales des variables, ce qui est en général très-compliqué. Si M. Hamilton n'a fait aucun usage de cette fonction, c'est qu'il l'avait crue assujettie à satisfaire à deux équations aux différences partielles. Mais M. Jacobi est venu éclaircir cette théorie en démontrant (*Journal de M. Liouville*, 1838) qu'il suffit que S satisfasse à une seule équation, pour qu'on puisse avoir les intégrales qu'il reste à trouver.

En faisant usage de la fonction V, je détermine :

1° Le mouvement d'un point attiré vers deux centres fixes;

2° Le même mouvement, dans le cas particulier où les deux centres fixes se confondent en un seul;

3° Le mouvement d'un corps solide autour d'un point fixe, quand aucune force extérieure n'agit sur lui.

---

* Cette propriété consiste en ce que si, dans un système de n équations du premier degré, à n inconnues, on suppose que les coefficients de deux inconnues deviennent égaux dans toutes les équations, le dénominateur commun des inconnues est identiquement nul.

** *Journal de Mathématiques* de M. Liouville, 1838, page 60.

THÈSE DE MÉCANIQUE.

SUR L'INTÉGRATION DES ÉQUATIONS DIFFÉRENTIELLES
DE LA MÉCANIQUE.

PREMIÈRE PARTIE.

DÉMONSTRATION DU THÉORÈME DE POISSON ET DE DIVERSES FORMULES
QUI S'Y RAPPORTENT.

§ Ier.

Formules préliminaires.

1. Considérons un système de points ayant pour coordonnées x, y, z, x_1, y_1, z_1, etc..., et supposons ces points soumis à des liaisons indépendantes du temps. Soient

$$[1] \qquad L_1 = 0, \quad L_2 = 0, \quad ..., \quad L_k = 0,$$

les équations qui expriment ces liaisons. On pourra, au moyen de ces équations, exprimer k coordonnées en fonctions des autres ; de sorte que si l'on désigne par $n + k$ le nombre total des coordonnées, on pourra réduire à n le nombre des équations différentielles à résoudre.

Quand le problème sera résolu, on aura les coordonnées des points ainsi que leurs vitesses en fonction du temps t et de $2n$ constantes arbitraires. On peut, en effet, à un instant quelconque, au moment du départ, par exemple, assigner aux n points qui se meuvent librement dans l'espace, les positions et les vitesses que

l'on veut. Ce choix étant fait, les constantes arbitraires se trouvent
déterminées.

2. Si pour plus de généralité on appelle q_1, q_2, ..., q_n, n variables
qu'on peut se choisir à volonté, on pourra supposer que les coordonnées des points soient exprimées en fonction de q_1, q_2, ..., q_n.

Réciproquement, on pourra exprimer q_1, q_2, ..., q_n en fonction des
coordonnées x, y, z, x_1, ..., etc., et par suite, en fonction du temps
et de $2n$ constantes arbitraires α_1, α_2, ..., α_{2n}.

3. Appelons q'_1, q'_2, ..., q'_n les dérivées par rapport au temps des
variables q_1, q_2, ..., q_n considérées comme des fonctions de t, α_1,
α_2; ..., α_{2n}. Posons de même :

$$\frac{dx}{dt} = x', \quad \frac{dy}{dt} = y', \quad \frac{dz}{dt} = z', \ ..., \text{ etc.}$$

$$T = \tfrac{1}{2} \left\{ m(x'^2 + y'^2 + z'^2) + m_1(x_1'^2 + y_1'^2 + z_1'^2) + \text{etc.} \right\}$$

Désignons par X, Y, Z les composantes suivant les 3 axes de la
résultante des forces appliquées en un même point du système et supposons que la fonction $\Sigma(Xdx + Ydy + Zdz)$ devienne une différentielle exacte après qu'on aura substitué aux coordonnées x, y, z, x_1,
y_1, ..., leurs valeurs en fonction de q_1, q_2, ..., q_n;

Posons

$$\Sigma(Xdx + Ydy + Zdz) = dU,$$

U sera ce que j'appellerai la *fonction des forces.*

Remarquons que la fonction $\Sigma(Xdx + Ydy + Zdz)$ sera de la
forme

$$Q_1 dq_1 + Q_2 dq_2 + \cdots + Q_n dq_n$$

quand on aura substitué à x, y, z, x_1, ..., etc., leurs valeurs en
fonction de q_1, q_2, ..., q_n. Par conséquent, elle ne pourra devenir une
différentielle exacte, que si les coefficients Q_1, Q_2, ..., Q_n sont des
fonctions des seules variables q_1, q_2, ..., q_n. Il en résulte que U est
une fonction des seules variables q_1, q_2, ..., q_n.

4. Cela posé, les équations différentielles du mouvement, telles qu'elles ont été données par Lagrange[*], prennent la forme suivante :

$$[2] \quad \begin{cases} \dfrac{d}{dt}\dfrac{dT}{dq'_1} - \dfrac{dT}{dq_1} = \dfrac{dU}{dq_1} \\[2mm] \dfrac{d}{dt}\dfrac{dT}{dq'_2} - \dfrac{dT}{dq_2} = \dfrac{dU}{dq_2} \\[1mm] \cdot \quad \cdot \quad \cdot \quad \cdot \quad \cdot \quad \cdot \\ \cdot \quad \cdot \quad \cdot \quad \cdot \quad \cdot \quad \cdot \\[1mm] \dfrac{d}{dt}\dfrac{dT}{dq'_n} - \dfrac{dT}{dq_n} = \dfrac{dU}{dq_n}. \end{cases}$$

Dans ces équations, T représente une fonction de $q_1, q_2, \ldots, q_n$, $q'_1, \ldots, q'_n$.

5. Je vais remplacer ces n équations différentielles du deuxième ordre par $2n$ équations différentielles du premier ordre. Pour cela, je pose

$$[3] \quad \frac{dT}{dq'_1} = p_1, \quad \frac{dT}{dq'_2} = p_2, \ldots, \frac{dT}{dq'_n} = p_n.$$

Les équations [2] deviennent ainsi :

$$[4] \quad \begin{cases} \dfrac{dp_1}{dt} - \dfrac{dT}{dq_1} = \dfrac{dU}{dq_1} \\[2mm] \dfrac{dp_2}{dt} - \dfrac{dT}{dq_2} = \dfrac{dU}{dq_2} \\[1mm] \cdot \quad \cdot \quad \cdot \quad \cdot \quad \cdot \quad \cdot \\ \cdot \quad \cdot \quad \cdot \quad \cdot \quad \cdot \quad \cdot \\[1mm] \dfrac{dp_n}{dt} - \dfrac{dT}{dq_n} = \dfrac{dU}{dq_n}. \end{cases}$$

J'ai ainsi des équations différentielles du premier ordre, qui contiennent $p_1, \ldots, p_n$, $q_1, \ldots, q_n$, $q'_1, \ldots, q'_n$; il ne reste plus qu'à éliminer des équations [4] les variables $q'_1, q'_2, \ldots, q'_n$ qui se trouvent renfermées dans les termes $\dfrac{dT}{dq_1}, \ldots, \dfrac{dT}{dq_n}$. Pour faire cette élimination, il faudra tirer des équations [3] les valeurs de $q'_1, q'_2, \ldots, q'_n$ et les substituer dans les équations [4] qui deviendront des équations différentielles du premier ordre ne renfermant que les variables $p_1, p_2, \ldots, p_n$,

---

[*] *Mécanique analytique*, section IV, deuxième partie.

$q_1, \ldots, q_n$, si l'on ne compte pas le temps qui n'entre que par sa différentielle dt.

Voyons ce que deviennent les termes $\frac{dT}{dq_1}, \ldots, \frac{dT}{dq_n}$, quand on a effectué la substitution dont je viens de parler. Remarquons d'abord que si dans

$$T = \tfrac{1}{2}\{m(x'^2 + y'^2 + z'^2) + m_1(x_1'^2 + y_1'^2 + z_1'^2) + \ldots\}$$

on substitue à x', y', etc., leurs valeurs en fonction de $q_1, \ldots, q_n$, $q_1', \ldots, q_n'$, on aura une fonction homogène du deuxième degré par rapport à $q_1', q_2', \ldots, q_n'$. Car on a, par exemple,

$$x = \varphi(q_1, q_2, \ldots, q_n).$$

d'où
$$x' = \frac{d\varphi}{dq_1}q_1' + \frac{d\varphi}{dq_2}q_2' + \ldots + \frac{d\varphi}{dq_n}q_n'.$$

Par conséquent x'^2 sera une fonction homogène du deuxième degré par rapport à $q_1', \ldots, q_n'$. On aura donc, en vertu d'un théorème connu,

$$2T = \frac{dT}{dq_1'}q_1' + \frac{dT}{dq_2'}q_2' + \ldots + \frac{T}{dq_n'}q_n'$$

ou bien
$$T = \frac{dT}{dq_1'}q_1' + \frac{dT}{dq_2'}q_2' + \ldots + \frac{dT}{dq_n'}q_n' - T;$$

d'où il est facile de déduire, en prenant la variation des deux membres de cette égalité,

$$[5] \quad \delta T = q_1'\delta p_1 + q_2'\delta p_2 + \ldots + q_n'\delta p_n - \frac{dT}{dq_1}\delta q_1 - \frac{dT}{dq_2}\delta q_2 - \ldots - \frac{dT}{dq_n}\delta q_n.$$

Or, supposons que dans T on substitue les valeurs de $q_1', \ldots, q_n'$ tirées des équations [3], T deviendra une fonction de $q_1, \ldots, q_n, p_1, \ldots, p_n$, et en le considérant sous ce point de vue je le représente par (T). En en prenant la variation, on aura

$$[6] \quad \delta(T) = \frac{d(T)}{dq_1}\delta q_1 + \frac{d(T)}{dq_2}\delta q_2 + \ldots + \frac{d(T)}{dp_1}\delta p_1 + \ldots + \frac{d(T)}{dp_n}\delta q_n.$$

Mais l'équation [5] deviendra évidemment identique à l'équation [6] quand on aura remplacé dans la première les variables $q_1', q_2', \ldots, q_n'$, par leur valeur en fonction de $q_1, q_2, ..., q_n, p_1, ..., p_n$. Par conséquent, cette substitution étant supposée faite, il faudra que l'on ait

$$\frac{d\mathrm{T}}{dq_1} = -\frac{d(\mathrm{T})}{dq_1}, \quad \frac{d\mathrm{T}}{dq_2} = -\frac{d(\mathrm{T})}{dq_2}, \quad ....$$

Si on a égard à ces dernières relations, et que l'on pose $\mathrm{U} - (\mathrm{T}) = -\mathrm{H}$, les équations [4] deviendront

$$[7] \qquad \frac{dp_1}{dt} = -\frac{d\mathrm{H}}{dq_1}, \quad \frac{dp_2}{dt} = -\frac{d\mathrm{H}}{dq_2}, \quad ..., \quad \frac{dp_n}{dt} = -\frac{d\mathrm{H}}{dq_n},$$

A ces n équations, il faudra en joindre n autres fournies par la comparaison des équations [5] et [6], savoir :

$$[8] \qquad q'_1 = \frac{d(\mathrm{T})}{dp_1}, \quad q'_2 = \frac{d(\mathrm{T})}{dp_2}, \quad ..., \quad q'_n = \frac{d(\mathrm{T})}{dp_n}.$$

Si l'on remarque que U ne contenant pas $p_1, ..., p_n$, on a $\dfrac{d(\mathrm{T})}{dp_1} = \dfrac{d\mathrm{H}}{dp_1}$, ces dernières équations pourront s'écrire :

$$[9] \qquad \frac{dq_1}{dt} = \frac{d\mathrm{H}}{dp_1}, \quad \frac{dq_2}{dt} = \frac{d\mathrm{H}}{dp_2}, \quad ..., \quad \frac{dq_n}{dt} = \frac{d\mathrm{H}}{dp_n}.$$

6. Il est important de remarquer que le temps n'entrant dans ces équations que par sa différentielle, il y aura une intégrale [*] de la forme $t + \alpha_{2n} =$ fonction de $(q_1, ..., q_n, p_1, ..., p_n)$, dans laquelle α_{2n} désigne une constante arbitraire.

Quand le problème sera résolu, on aura $2n$ intégrales renfermant $2n$ constantes arbitraires $\alpha_1, \alpha_2, ..., \alpha_{2n}$; et si l'on suppose ces intégrales résolues par rapport aux variables, on aura les $2n$ équations [10] :

$$[10] \quad \begin{cases} p_1 = f_1(\alpha_1, \alpha_2, ..., \alpha_{2n} + t), & q_1 = f_{n+1}(\alpha_1, \alpha_2, ..., \alpha_{2n} + t), \\ p_2 = f_2(\alpha_1, \alpha_2, ..., \alpha_{2n} + t), & \cdot \cdot \cdot \cdot \cdot \cdot \cdot \cdot \cdot \\ \cdot \cdot \cdot \cdot \cdot \cdot \cdot \cdot \cdot \cdot & \cdot \cdot \cdot \cdot \cdot \cdot \cdot \cdot \cdot \\ p_n = f_n(\alpha_1, \alpha_2, ..., \alpha_{2n} + t), & q_n = f_{2n}(\alpha_1, \alpha_2, ..., \alpha_{2n} + t). \end{cases}$$

---

[*] J'appelle, avec Jacobi, intégrale une équation $u =$ constante, telle que sa différentielle $du = 0$ soit vérifiée identiquement par le système des équations différentielles proposées.

On pourrait encore supposer ces intégrales résolues par rapport aux constantes, ce qui donnerait les $2n$ équations

$$[11] \quad \begin{cases} \alpha_1 = F_1(q_1, q_2, \ldots, q_n, p_1, \ldots, p_n), \\ \alpha_2 = F_2(q_1, q_2, \ldots, q_n, p_1, \ldots, p_n), \\ \cdots\cdots\cdots\cdots\cdots\cdots\cdots \\ \cdots\cdots\cdots\cdots\cdots\cdots\cdots \\ \alpha_{2n} + t = F_{2n}(q_1, \ldots, q_n, p_1, \ldots, p_n). \end{cases}$$

Si dans les équations [11] on fait $t = 0$, et que l'on appelle $q^0_1, q^0_2, \ldots, q^0_n, p^0_1, \ldots, p^0_n$ les valeurs des variables $q_1, \ldots, q_n, p_1, \ldots, p_n$ l'origine du temps, on verra que les constantes $\alpha_1, \alpha_2, \ldots, \alpha_{2n}$ sont des fonctions de $q^0_1, \ldots q^0_n, p^0_1, \ldots, p^0_n$, et réciproquement. Par conséquent on pourrait déterminer les valeurs initiales des variables en fonction de $t, q_1, \ldots, q_n, p_1, \ldots, p_n$, ce qui donnerait les équations suivantes :

$$[12] \quad \begin{cases} p^0_1 = \Psi_1(q_1, \ldots, q_n, p_1, \ldots, p_n, t), & q^0_1 = \Psi_{n+1}(q_1, \ldots, q_n, p_1, \ldots, p_n, t), \\ p^0_2 = \Psi_2(q_1, \ldots, q_n, p_1, \ldots, p_n; t), & q^0_2 = \Psi_{n+2}(q_1, \ldots, q_n, p_1, \ldots, p_n, t), \\ \cdots\cdots\cdots\cdots\cdots\cdots & \cdots\cdots\cdots\cdots\cdots\cdots \\ p^0_n = \Psi_n(q_1, \ldots, q_n, p_1, \ldots, p_n, t), & q^0_n = \Psi_{2n}(q_1, \ldots, q_n, p_1, \ldots, p_n, t). \end{cases}$$

7. Si l'on multiplie respectivement par $-\dfrac{dq_1}{dt}$, $-\dfrac{dq_2}{dt}$, $\ldots$, $-\dfrac{dq_n}{dt}$ les équations [7] et par $\dfrac{dp_1}{dt}$, $\dfrac{dp_2}{dt}$, $\ldots$, $\dfrac{dp_n}{dt}$ les équations [9] et qu'on fasse la somme des équations résultantes, on obtiendra $dH = 0$.

Donc $H = \text{const} \, h$ est une intégrale. Elle exprime que le principe de la conservation des forces vives peut s'appliquer.

§ II.

Théorème de Poisson.

8. Ces principes établis, il nous sera facile de formuler le théorème de Poisson.

Ce théorème consiste en ce que, si α_1 et α_2 sont deux constantes telles que l'on ait $\alpha_1 = $ fonction de $(q_1, \ldots, q_n, p_1, \ldots, p_n)$ *, et $\alpha_2 = $ fonction de $(q_1, \ldots, q_n, p_1, \ldots, p_n)$, l'expression

$$\frac{d\alpha_1}{dq_2}\frac{d\alpha_2}{dp_1} - \frac{d\alpha_1}{dp_1}\frac{d\alpha_2}{dq_1} + \frac{d\alpha_1}{dq_2}\frac{d\alpha_2}{dp_2} - \ldots - \frac{d\alpha_1}{dp_n}\frac{d\alpha_2}{dq_n},$$

sera indépendante du temps. Si on représente avec Poisson cette quantité par (α_1, α_2), on aura d'après le théorème

$$(\alpha_1, \alpha_2) = \text{constante}.$$

9. Je vais d'abord considérer le cas où les constantes sont les valeurs initiales des variables, auquel cas les intégrales peuvent se mettre sous la forme des équations [12]. Je dis qu'on a alors

$$[13] \quad (p^0_i, p^0_{i'}) = 0, \quad (q^0_i, q^0_{i'}) = 0, \quad (p^0_i, q^0_{i'}) = 0, \quad (q^0_i, p^0_{i'}) = 0.$$

J'observerai, toutefois, que dans le cas particulier de $i = i'$ on aura $(q^0_i, p^0_i) = 1$, et par suite $(p^0_i, q^0_i) = -1$, comme il est facile de le voir.

Pour démontrer ces égalités, reportons-nous à l'équation diffé-rentielle $-\dfrac{d\,H}{dq_1} = \dfrac{dp_1}{dt} = -\dfrac{dp_1}{d(\alpha_{2n} + t)}$, et remarquons que si l'on fesait $t = 0$ dans $\dfrac{d\,H}{dq_1}$, comme la valeur de H ne contient pas t explicitement, on obtiendrait le même résultat que si l'on prenait, par rapport à q^0_1, la dérivée de la fonction H dans laquelle on aurait remplacé $q_1, \ldots, q_n, p_1, \ldots, p_n$ par $q^0_1, \ldots, q^0_n, p^0_1, \ldots, p^0_n$. D'un autre côté, $\dfrac{dp_1}{dt}$ ou $\dfrac{dp_1}{d(\alpha_{2n} + t)}$ se réduit à $\dfrac{dp^0_1}{d\alpha_{2n}}$ quand on fait $t = 0$. On aura donc

$$[14] \qquad \frac{dp^0_1}{d\alpha_{2n}} = -\frac{d\,H}{dq^0_1}.$$

Or, si l'on considère p^0_1 comme une fonction de t, $q_1, \ldots, q_n, p_1, \ldots, p_n$, et que l'on substitue à $q_1, \ldots, q_n, p_1, \ldots, p_n$, leurs valeurs tirées des

---

* Les variables $q_1, \ldots, q_n, p_1, \ldots, p_n$ ont la signification que je leur ai donnée dans le § 1er.

équations [10], on aura, d'après la règle relative à la différentiation des fonctions de fonctions,

$$\frac{dp^0_1}{d\alpha_{2n}} = \frac{dp^0_1}{dq_1}\frac{dq_1}{d\alpha_{2n}} + \frac{dp^0_1}{dq_2}\frac{dq_2}{d\alpha_{2n}} + \cdots + \frac{dp^0_1}{dq_n}\frac{dq_n}{d\alpha_{2n}} + \frac{dp^0_1}{dp_1}\frac{dp_1}{d\alpha_{2n}} + \cdots + \frac{dp^0_1}{dp_n}\frac{dp_n}{d\alpha_{2n}}.$$

En second lieu, puisqu'on a $H = $ constante, pour savoir ce que devient cette fonction quand on y fait $t = 0$, il suffit d'y substituer à $q_1, \ldots, q_n, p_1, \ldots, p_n$ les valeurs de ces variables qui seraient fournies par les équations [12], et en différenciant par rapport à q^0_1, on aura

$$\frac{dH}{dq^0_1} = \frac{dH}{dp_1}\frac{dp_1}{dq^0_1} + \cdots + \frac{dH}{dp_n}\frac{dp_n}{dq^0_1} + \frac{dH}{dq_1}\frac{dq_1}{dq^0_1} + \cdots + \frac{dH}{dq_n}\frac{dq_n}{dq^0_1}.$$

Il viendra donc en vertu de l'équation [14],

$$[15] \quad \frac{dp^0_1}{dq_1}\frac{dq_1}{d\alpha_{2n}} + \frac{dp^0_1}{dq_2}\frac{dq_2}{d\alpha_{2n}} + \cdots + \frac{dp^0_1}{dp_1}\frac{dp_1}{d\alpha_{2n}} + \cdots + \frac{dp^0_1}{dp_n}\frac{dp_n}{d\alpha_{2n}} =$$
$$-\left(\frac{dH}{dp_1}\frac{dp_1}{dq^0_1} + \cdots + \frac{dH}{dq_1}\frac{dq_1}{dq^0_1} + \cdots + \frac{dH}{dq_n}\frac{dq_n}{dq^0_1}\right).$$

Mais on a évidemment

$$\frac{dp_1}{d\alpha_{2n}} = \frac{dp_1}{d(\alpha_{2n}+t)}\frac{d(\alpha_{2n}+t)}{d\alpha_{2n}} = \frac{dp_1}{dt},$$

et comme on a vu
$$\frac{dp_1}{dt} = -\frac{dH}{dq_1},$$

il en résulte
$$\frac{dp_1}{d\alpha_{2n}} = -\frac{dH}{dq_1};$$

on aurait de même
$$\frac{dq_1}{d\alpha_{2n}} = \frac{dq_1}{dt},$$

et comme on a
$$\frac{dq_1}{dt} = -\frac{dH}{dp_1},$$

on en déduit
$$\frac{dq_1}{d\alpha_2} = \frac{dH}{dp_1}, \quad \frac{dq_2}{d\alpha_{2n}} = \frac{dH}{dp_2}, \quad \ldots, \quad \frac{dq_n}{d\alpha_{2n}} = \frac{dH}{dp_n}.$$

En substituant ces valeurs de $\dfrac{dp_1}{d\alpha_{2n}}, \ldots, \dfrac{dp_n}{d\alpha_{2n}}, \dfrac{dq_1}{d\alpha_{2n}}, \ldots$, etc., dans l'équation [15] elle devient

$$[16] \quad \sum_n^1 \left\{ \frac{dH}{dp_i}\left(\frac{dp_i}{dq^0_1} + \frac{dp^0_1}{dq_i}\right) + \frac{dH}{dq_i}\left(\frac{dq_i}{dp^0_1} - \frac{dq^0_1}{dp_i}\right) \right\} = 0.$$

Le signe Σ se rapporte à l'indice i qui doit varier depuis 1 jusqu'à n.

Il est évident qu'en faisant varier l'indice inférieur de q^0_1 et de p^0_1 depuis 1 jusqu'à n on obtiendra n équations analogues à l'équation [16].

10. En partant de la relation $\dfrac{dq_1^0}{d\alpha_{2n}} = \dfrac{dH}{dp^0_1}$ on obtiendra l'équation

$$[17] \qquad \sum_n^1 \left\{ \frac{dH}{dp_i}\left(\frac{dp_i}{dp^0_1} + \frac{dq^0_1}{dq_i}\right) + \frac{dH}{dq_i}\left(\frac{dq_i}{dp^0_1} - \frac{dq^0_1}{dp_i}\right) \right\} = 0,$$

de la même manière que nous avons obtenu l'équation [16], et en faisant varier l'indice inférieur de p^0_1, q^0_1 depuis 1 jusqu'à n on aurait n équations analogues à l'équation [17].

11. Nous aurons donc en tout $2n$ équations dans lesquelles nous pouvons considérer comme inconnues les $2n$ quantités,

$$\frac{dH}{dp_1}, \frac{dH}{dp_2}, \ldots, \frac{dH}{dp_n}, \frac{dH}{dq_1}, \frac{dH}{dq_2}, \ldots, \frac{dH}{dq_n}.$$

Or, si au lieu de α_1, α_2, ..., α_{2n}, on prend pour constantes des fonctions de ces quantités, que j'appelle π_1, π_2, ..., π_{2n}, les dérivées totales par rapport au temps des fonctions que représentent ces nouvelles constantes étant nulles (quand on a égard aux équations différentielles du mouvement), on obtiendra les $2n$ équations suivantes :

$$[18] \quad \begin{cases} \sum_n^1 \left\{ \dfrac{dH}{dp_i}\dfrac{d\pi_1}{dq_i} - \dfrac{dH}{dq_i}\dfrac{d\pi_1}{dp_i} \right\} = -\left(\dfrac{d\pi_1}{dt}\right), \\[2mm] \sum_n^1 \left\{ \dfrac{dH}{dp_i}\dfrac{d\pi_2}{dq_i} - \dfrac{dH}{dq_i}\dfrac{d\pi_2}{dp_i} \right\} = -\left(\dfrac{d\pi_2}{dt}\right), \\[2mm] \cdot \quad \cdot \quad \cdot \quad \cdot \quad \cdot \quad \cdot \quad \cdot \quad \cdot \quad \cdot \quad \cdot \\[2mm] \sum_n^1 \left\{ \dfrac{dH}{dp_i}\dfrac{d\pi_{2n}}{dq_i} - \dfrac{dH}{dq_i}\dfrac{d\pi_{2n}}{dp_i} \right\} = -\left(\dfrac{d\pi_{2n}}{dt}\right), \end{cases}$$

dans lesquelles on pourra, comme dans les équations de la forme [16] et [17], considérer comme inconnues les quantités

$$\frac{dH}{dp_1}, \frac{dH}{dp_2}, \ldots, \frac{dH}{dp_n}, \frac{dH}{dq_1}, \frac{dH}{dq_2}, \ldots, \frac{dH}{dq_n}.$$

Par conséquent les $2n$ équations [18] devront rentrer dans les $2n$ équations de la forme [16] et [17], ce qui exige que les coefficients de ces dernières soient nuls, c'est-à-dire que l'on ait

$$[19] \quad \frac{dp_i}{dq^0_1} + \frac{dp^0_1}{dq_i} = 0, \ \frac{dq_i}{dq^0_1} - \frac{dp^0_1}{dp_i} = 0, \ \frac{dp_i}{dp^0_1} - \frac{dq^0_1}{dq_i} = 0, \ \frac{dq_i}{dp^0_1} + \frac{dq^0_1}{dp_i} = 0.$$

En faisant varier l'indice inférieur de p^0_1, q^0_1 depuis 1 jusqu'à n on aurait n groupes d'équations pareilles à celles-là *.

12. Nous avons vu que l'on avait $p^0_1 = \psi_1(q_1, \ldots, q_n, p_1, \ldots, p_n, t)$. Si dans cette valeur de p^0_1 on substitue à $p_1, \ldots, p_n, q_1, \ldots, q_n$ leurs valeurs tirées des équations [12], on devra trouver l'identité $p^0_1 = p^0_1$. Par conséquent, en différenciant $p^0_1, \ldots, p^0_n, q^0_1, \ldots, q^0_n$ dans l'hypothèse où cette substitution est effectuée, on trouvera :

$$[A] \quad \frac{dp^0_1}{dp^0_1} = 1 = \sum_n^1 \left(\frac{dp^0_1}{dp_i} \frac{dp_i}{dp^0_1} + \frac{dp^0_1}{dq_i} \frac{dp_i}{dp^0_1} \right), \qquad [E] \quad \frac{dq^0_1}{dq^0_1} = 1 = \sum_n^1 \left(\frac{dq^0_1}{dp_i} \frac{dp_i}{dq^0_1} + \frac{dq^0_1}{dq_i} \frac{dq_i}{dq^0_1} \right),$$

$$[B] \quad \frac{dp^0_1}{dp^0_1} = 0 = \sum_n^1 \left(\frac{dp^0_1}{dp_i} \frac{dp_i}{dp^0_2} + \frac{dp^0_1}{dq_i} \frac{dq_i}{dp^0_2} \right), \qquad [F] \quad \frac{dq^0_1}{dq^0_2} = 0 = \sum_n^1 \left(\frac{dq^0_1}{dp_i} \frac{dp_i}{dq^0_2} + \frac{dq^0_1}{dq_i} \frac{dq_i}{dq^0_2} \right),$$

$$\cdots \cdots \cdots \cdots \cdots \cdots \qquad\qquad \cdots \cdots \cdots \cdots \cdots \cdots$$

$$[C] \quad \frac{dp^0_1}{dq^0_1} = 0 = \sum_n^1 \left(\frac{dp^0_1}{dp_i} \frac{dp_i}{dq^0_1} + \frac{dp^0_1}{dp_i} \frac{dq_i}{dq^0_1} \right), \qquad [G] \quad \frac{dq^0_1}{dp^0_1} = 0 = \sum_n^1 \left(\frac{dq^0_1}{dp_i} \frac{dp_i}{dp^0_1} + \frac{dq^0_1}{dq_i} \frac{dq_i}{dp^0_1} \right),$$

$$[D] \quad \frac{dp^0_1}{dq^0_2} = 0 = \sum_n^1 \left(\frac{dp^0_1}{dp_i} \frac{dp_i}{dq^0_2} + \frac{dp^0_1}{dq_i} \frac{dq_i}{dq^0_2} \right), \qquad [K] \quad \frac{dq^0_1}{dp^0_2} = 0 = \sum_n^1 \left(\frac{dq^0_1}{dp_i} \frac{dp_i}{dp^0_2} + \frac{dq^0_1}{dq_i} \frac{dq_i}{dp^0_2} \right),$$

$$\cdots \cdots \cdots \cdots \cdots \cdots \qquad\qquad \cdots \cdots \cdots \cdots \cdots \cdots$$

---

* Pour que cette démonstration soit rigoureuse, il est nécessaire que les seconds membres des équations [18] ne soient pas nuls. Or, je dis qu'on peut toujours choisir $\pi_1, \pi_2, \ldots, \pi_{2n}$ de manière qu'on n'ait pas, par exemple, $\left(\frac{d\pi_1}{dt} \right) = 0$. En effet, on a $\pi_1 =$ fonct de $(\alpha_1, \ldots, \alpha_{2n})$ ou, en vertu des équations [11], $\pi_1 =$ fonct de $(F_1, F_2, \ldots, F_{2n} - t)$ d'où $\left(\frac{d\pi_1}{dt} \right) = -\frac{d\pi_1}{d(F_{2n} - t)} = -\frac{d\pi_1}{d\alpha_{2n}}$; il sera donc nécessaire et suffisant que toutes les constantes $\pi_1, \ldots, \pi_{2n}$ contiennent α_{2n} pour que les seconds membres des équations [18] ne soient pas nuls.

. En ayant égard aux équations [19], ces dernières égalités deviendront

[A] $(q^0_1, p^0_1) = 1$,   [E] $(q^0_1, p^0_1) = 1$,

[B] $(q^0_2, p^0_1) = 0$,   [F] $(q^0_1, p^0_2) = 0$,

. . . .

[C] $(p^0_1, p^0_1) = 0$,   [G] $(q^0_1, q^0_1) = 0$,

[D] $(p^0_2, p^0_1) = 0$,   [K] $(q^0_1, q^0_2) = 0$,

. . . .

d'où il est facile de conclure qu'on aura d'une manière générale

$$[20] \quad (q^0_i, p^0_i) = 1, \quad (q^0_i, p^0_{i'}) = 0, \quad (q^0_i, q^0_{i'}) = 0, \quad (p^0_i, q^0_{i'}) = 0.$$

13. Il nous sera maintenant facile de démontrer le théorème de Poisson , dans le cas où les constantes sont quelconques.

Prenons, en effet, deux intégrales telles que

$$\alpha_1 = F_1(q_1, \ldots, q_n, p_1, \ldots, p_n),$$
$$\alpha_2 = F_2(q_1, \ldots, q_n, p_1, \ldots, p_n),$$

Nous savons que les constantes α_1 et α_2 doivent être des fonctions des quantités $q^0_1, \ldots, q^0_n, p^0_1, \ldots, p^0_n$, lesquelles sont elles-mêmes des fonctions de $q_1, \ldots, q_n, p_1, \ldots, p_n$. On aura donc , d'après la règle relative à la différentiation des fonctions de fonctions ,

$$\frac{d\alpha_1}{dq_1} = \frac{d\alpha_1}{dp^0_1}\frac{dp^0_1}{dq_1} + \frac{d\alpha_1}{dp^0_2}\frac{dp^0_2}{dq_1} + \cdots + \frac{d\alpha_1}{dq^0_1}\frac{dq^0_1}{dq_1} + \cdots + \frac{d\alpha_1}{dq^0_n}\frac{dq^0_n}{dq_1}$$

ou bien
$$\frac{d\alpha_1}{dq_1} = \sum_n^1 \left(\frac{d\alpha_1}{dp^0_i}\frac{dp^0_i}{dq_1} + \frac{d\alpha_1}{dq^0_i}\frac{dq^0_i}{dq_1} \right) ;$$

de même
$$\frac{d\alpha_1}{dp_1} = \sum_n^1 \left(\frac{d\alpha_1}{dp^0_i}\frac{dp^0_i}{dp_1} + \frac{d\alpha_1}{dq^0_i}\frac{dq^0_i}{dp_1} \right).$$

On aurait des expressions analogues pour $\dfrac{d\alpha_1}{dq_2}, \dfrac{d\alpha_1}{dp_2}, \ldots, \dfrac{d\alpha_2}{dq_1}, \dfrac{d\alpha_2}{dp_1}$, et en les substituant dans la fonction représentée par (α_1, α_2), il viendra

$$(\alpha_1, \alpha_2) = \sum_n^1 \sum_n^1 \left\{ \frac{d\alpha_1}{dq^0_i}\frac{d\alpha_2}{dp^0_i}(p^0_i, p^0_{i'}) + \frac{d\alpha_1}{dq^0_i}\frac{d\alpha_2}{dq^0_i}(q^0_i, q^0_{i'}) + \frac{d\alpha_1}{dp^0_i}\frac{d\alpha_2}{dq^0_{i'}}(p^0_i, q^0_{i'}) \right.$$
$$\left. + \frac{d\alpha_1}{dq^0_i}\frac{d\alpha_2}{dp^0_{i'}}(q^0_i, q^0_{i'}) \right\}$$

Quand i et i' sont différents, tous les termes sont nuls en vertu des équations [20]. Cette expression se réduira donc à

$$(\alpha_1, \alpha_2) = \sum_n^1 \left(\frac{d\alpha_1}{dq^0_i} \frac{d\alpha_2}{dp^0_i} - \frac{d\alpha_1}{dp^0_i} \frac{d\alpha_2}{dq^0_i} \right).$$

D'où l'on déduira $(\alpha_1, \alpha_2) = $ const.   c. q. f. d.

14. On pourrait aussi démontrer, en s'appuyant sur les relations [19], le théorème de Lagrange, qui consiste en ce que, les variables étant supposées exprimées en fonctions de constantes arbitraires et du temps comme dans les équations [10], on devra avoir, en appelant α_1 et α_2 deux des constantes

$$\sum_n^1 \left(\frac{dq_i}{d\alpha_1} \frac{dp_i}{d\alpha_2} - \frac{dp_i}{d\alpha_1} \frac{dq_i}{d\alpha_2} \right) = \text{constante, ou bien } [\alpha_1, \alpha_2] = \text{const.}$$

si, comme Lagrange, on représente par $[\alpha_1, \alpha_2]$ le premier membre de cette égalité.

Du reste, la démonstration directe de ce théorème est très-facile et très-connue.

§ III.

Formules relatives à la variation des constantes arbitraires.

15. Des relations [19] on peut déduire des formules très-utiles en astronomie, dans le calcul des variations des constantes arbitraires.

Désignons, en effet, par Ω ce qu'il faut ajouter à la fonction des forces pour avoir égard aux forces perturbatrices. Supposons, comme on le fait toujours, que les équations du *mouvement troublé* aient la même forme que dans le cas où il n'y a pas de forces perturbatrices, et que les constantes deviennent maintenant des variables. Désignons par $\left(\frac{dp_1}{dt}\right)^*$, la dérivée de p_1, par rapport au temps, dans l'hypo-

---

* $\left(\frac{dp_1}{dt}\right)$ a évidemment la même signification que dans l'équation différentielle $\frac{dp_1}{dt} = -\frac{dH}{dq_1}$.

thèse où les constantes sont invariables, et par $\frac{dp_1}{dt}$ la dérivée de p_1 quand on suppose que les constantes deviennent des variables. On aura

$$\frac{dp_1}{dt} = \left(\frac{dp_1}{dt}\right) + \frac{dp_1}{d\alpha_1}\frac{d\alpha_1}{dt} + \cdots + \frac{dp_1}{d\alpha_{2n}}\frac{d\alpha_{2n}}{dt}.$$

Or, dans l'hypothèse où nous sommes, l'équation différentielle $\left(\frac{dp_1}{dt}\right) = -\frac{dH}{dq_1}$ se change en $\frac{dp_1}{dt} = -\frac{dH}{dq_1} - \frac{d\Omega}{dq_1}$, et celle-ci se réduit à

$$[21] \qquad \frac{dp_1}{d\alpha_1}\frac{d\alpha_1}{dt} + \cdots + \frac{dp_1}{d\alpha_{2n}}\frac{d\alpha_{2n}}{dt} = \sum_n^1 \frac{dp_1}{d\alpha_i}\frac{d\alpha_i}{dt} = -\frac{d\Omega}{dq_1},$$

à cause de la relation $\qquad \left(\frac{dp_1}{dt}\right) = -\frac{dH}{dq_1}.$

16. Nous avons vu qu'il existait des relations entre les constantes $\alpha_1, \ldots, \alpha_{2n}$ et les quantités $q^0_1, \ldots, q^0_n, p^0_1, \ldots, p^0_n$. Ces relations peuvent s'obtenir en substituant dans les équations [12] aux variables $q_1, \ldots, q_n, p_1, \ldots, p_n$, leurs valeurs tirées des équations [10]. Si l'on différencie, dans l'hypothèse où cette substitution est effectuée, et que l'on remarque que la fonction à laquelle est égale p^0_1 contient le temps explicitement, on trouvera

$$\frac{dp^0_1}{dt} = \left(\frac{dp^0_1}{dt}\right) + \sum_n^1\left(\frac{dp^0_1}{dp_i}\frac{dp_i}{dt} + \frac{dp^0_1}{dq_i}\frac{dq_i}{dt}\right) = \left(\frac{dp^0_1}{dt}\right) + \sum_n^1\frac{dp^0_1}{dp_i}\left\{\left(\frac{dp_i}{dt}\right) + \frac{dp_i}{d\alpha_1}\frac{d\alpha_1}{dt} + \cdots + \frac{dp_i}{d\alpha_{2n}}\frac{d\alpha_{2n}}{dt}\right\}$$
$$+ \sum_n^1\frac{dp^0_1}{dq_i}\left\{\left(\frac{dq_i}{dt}\right) + \frac{dq_i}{d\alpha_1}\frac{d\alpha_1}{dt} + \cdots + \frac{dq_i}{d\alpha_{2n}}\frac{d\alpha_{2n}}{dt}\right\}$$

Cette expression se simplifie si l'on remarque que la quantité $\left(\frac{dp^0_1}{dt}\right) + \sum_n^1\left\{\frac{dp^0_1}{dp_i}\left(\frac{dp_i}{dt}\right) + \frac{dq^0_1}{dq_i}\left(\frac{dq_i}{dt}\right)\right\}$ est nulle puisque c'est la dérivée par rapport au temps de p^0_1 dans l'hypothèse où les constantes $\alpha_1, \ldots, \alpha_{2n}$ ne varient pas. Si de plus, on a égard à l'équation [21], on trouvera

$$[22] \qquad \frac{dp^0_1}{dt} = \sum_n^1\left\{-\frac{dp^0_1}{dp_i}\frac{d\Omega}{dq_i} + \frac{dp^0_1}{dq_i}\frac{d\Omega}{dp_i}\right\}.$$

Or, $\quad \frac{d\Omega}{dq_i} = \frac{d\Omega}{dq^0_1}\frac{dq^0_1}{dq_i} + \cdots + \frac{d\Omega}{dq^0_n}\frac{dq^0_n}{dq_i} + \frac{d\Omega}{dp^0_1}\frac{dp^0_1}{dq_i} + \cdots + \frac{d\Omega}{dp^0_n}\frac{dp^0_n}{dq_i},$

on aurait pour $\frac{d\Omega}{dp_i}$ une valeur analogue, et en substituant dans [22] les valeurs de $\frac{d\Omega}{dq_i}$ et de $\frac{d\Omega}{dp_i}$, il vient

$$\frac{dp^0_1}{dt} = - \sum_n{}^{\scriptscriptstyle 1} (q^0_i, p^0_1)\frac{d\Omega}{dq^0_i} + \sum_n{}^{\scriptscriptstyle 1} (p^0_i, p^0_1)\frac{d\Omega}{dp^0_i}.$$

Cette relation est évidemment indépendante de la nature des constantes. Dans le cas particulier où ces constantes sont les valeurs initiales des variables, elle se réduira à

$$\frac{dp^0_1}{dt} = - \frac{d\Omega}{dq^0_1}, \quad \text{ou, généralement, à} \quad \frac{dp^0_i}{dt} = - \frac{d\Omega}{dq_i}.$$

§ IV.

Relations entre les constantes fournies par le théorème de Poisson et celui de Lagrange.

17. Il est facile de voir, d'après les équations [19], que les expressions

$$(q^0_i, p^0_{i'}), \quad (q^0_i, q^0_{i'}), \quad (p^0_i, p^0_{i'}),$$

sont respectivement égales, terme à terme, aux expressions

$$[q^0_i, p^0_{i'}], \quad [q^0_i, q^0_{i'}], \quad [p^0_i, p^0_{i'}].$$

Dans le cas général où les constantes sont quelconques, il existe, entre ces fonctions, des relations dont je tirerai quelques conséquences.

Pour trouver ces relations, partons des formules connues [*]

$$\frac{d\Omega}{d\alpha_1} = \sum_n{}^{\scriptscriptstyle 1} \left\{ [\alpha_i, \alpha_1]\frac{d\alpha_i}{dt} \right\}, \quad \frac{d\alpha_i}{dt} = \frac{d\Omega}{d\alpha_1}(\alpha_i, \alpha_1) + \frac{d\Omega}{d\alpha_2}(\alpha_i, \alpha_2) + \ldots + \frac{d\Omega}{d\alpha_{2n}}(\alpha_i, \alpha_{2n}).$$

Si nous substituons, dans la première équation, la valeur de $\frac{d\alpha_i}{dt}$,

---

[*] *Mécanique analytique.*

fournie par la seconde, nous aurons

$$\frac{d\Omega}{d\alpha_1}=\frac{d\Omega}{d\alpha_1}\sum_{2n}^{1}\left\{(\alpha_i,\alpha_1)[\alpha_i,\alpha_1]\right\}+\frac{d\Omega}{d\alpha_2}\sum_{2n}^{1}\left\{(\alpha_i,\alpha_2)[\alpha_i,\alpha_2]\right\}+\cdots+\frac{d\Omega}{d\alpha_{2n}}\sum_{2n}^{1}\left\{(\alpha_i,\alpha_{2n})[\alpha_i,\alpha_{2n}]\right\}.$$

Or, la fonction des forces principales restant la même, on peut se choisir à volonté des forces perturbatrices, et faire varier, par conséquent, d'une infinité de manières les quantités $\frac{d\Omega}{d\alpha_1}, \frac{d\Omega}{d\alpha_2}, \ldots, \frac{d\Omega}{d\alpha_{2n}}$. Comme elles sont indépendantes, leurs coefficients doivent être nuls.

On arriverait à des équations analogues en remplaçant $\frac{d\alpha_i}{dt}$ par sa valeur dans les égalités

$$\frac{d\Omega}{d\alpha_2}=\sum_{2n}^{1}\left\{[\alpha_i,\alpha_2]\frac{d\alpha_i}{dt}\right\},\ \frac{d\Omega}{d\alpha_3}=\sum_{2n}^{1}\left\{[\alpha_i,\alpha_3]\frac{d\alpha_i}{dt}\right\},\ldots,\ \frac{d\Omega}{d\alpha_{2n}}=\sum_{n}^{1}\left\{[\alpha_i,\alpha_{2n}]\frac{d\alpha_i}{dt}\right\}.$$

En égalant à zéro les coefficients de $\frac{d\Omega}{d\alpha_1}, \ldots, \frac{d\Omega}{d\alpha_{2n}}$, dans chacune de ces équations, on arrivera aux résultats suivants :

$$[L]\begin{cases}
\sum\left\{(\alpha_i,\alpha_1)[\alpha_i,\alpha_1]-1\right\}=0,\ \sum\left\{(\alpha_i,\alpha_2)[\alpha_i,\alpha_1]\right\}=0,\ldots,\ \sum\left\{(\alpha_i,\alpha_{2n})[\alpha_i,\alpha_1]\right\}=0,\\[4pt]
\sum\left\{(\alpha_i,\alpha_1)[\alpha_i,\alpha_2]\cdot\right\}=0,\ \sum\left\{(\alpha_i,\alpha_2)[\alpha_i,\alpha_2]-1\right\}=0,\ldots,\ \sum\left\{(\alpha_i,\alpha_{2n})[\alpha_i,\alpha_2]\right\}=0,\\[4pt]
\sum\left\{(\alpha_i,\alpha_1)[\alpha_i,\alpha_3]\right\}=0,\quad\ldots\ldots\ldots\\[4pt]
\ldots\ldots\ldots\ldots\ldots\ldots\ldots\\[4pt]
\sum\left\{(\alpha_i,\alpha_1)[\alpha_i,\alpha_{2n}]\right\}=0,\ \sum\left\{(\alpha_i,\alpha_2)[\alpha_i,\alpha_{2n}]\right\}=0,\ldots,\ \sum\left\{(\alpha_i,\alpha_{2n})[\alpha_i,\alpha_{2n}]-1\right\}=0.
\end{cases}$$

18. Supposons que la constante α_1 soit telle que l'on ait $(\alpha_1,\alpha_k)=1$, et $(\alpha_1,\alpha_i)=0$, pour toutes les valeurs de i, excepté pour $i=k$. Il résulte des équations qui forment la première colonne du groupe [L], que nous venons d'obtenir, que l'on aura

$$[\alpha_1,\alpha_k]=1,\quad [\alpha_k,\alpha_i]=0.$$

Admettons de plus que l'on ait

$$(\alpha_1,\alpha_k)=1,\quad (\alpha_k,\alpha_i)=0\,;$$

il résulte des équations qui forment la colonne de rang k dans le groupe dont je viens de parler, que l'on doit avoir

$$[\alpha_1, \alpha_k] = 1, \quad [\alpha_1, \alpha_i] = 0.$$

19. Comparons maintenant les équations [M] avec les équations [N], que l'on obtient en différenciant, par rapport à α_k, chacune des intégrales $\alpha_1 = F_1, \ldots, \alpha_{2n} = F_{2n}$, dans lesquelles je suppose les variables exprimées en fonction des constantes.

$$[M]\begin{cases} 0 = (\alpha_1, \alpha_1) = \sum \left(\dfrac{d\alpha_1}{dp_i} \dfrac{d\alpha_1}{dq_i} - \dfrac{d\alpha_1}{dq_i} \dfrac{d\alpha_1}{dp_i} \right), \\[2ex] 0 = (\alpha_1, \alpha_2) = \sum \left(\dfrac{d\alpha_2}{dp_i} \dfrac{d\alpha_1}{dq_i} - \dfrac{d\alpha_2}{dq_i} \dfrac{d\alpha_1}{dp_i} \right), \\[2ex] \cdots \cdots \cdots \cdots \cdots \\[1ex] 1 = (\alpha_1, \alpha_k) = \sum \left(\dfrac{d\alpha_k}{dp_i} \dfrac{d\alpha_1}{dq_i} - \dfrac{d\alpha_k}{dq_i} \dfrac{d\alpha_1}{dp_i} \right), \\[2ex] \cdots \cdots \cdots \cdots \cdots \\[1ex] 0 = (\alpha_1, \alpha_{2n}) = \sum \left(\dfrac{d\alpha_{2n}}{dp_i} \dfrac{d\alpha_1}{dp_i} - \dfrac{d\alpha_{2n}}{dq_i} \dfrac{a\alpha_1}{dp_i} \right). \end{cases} \qquad [N]\begin{cases} 0 = \dfrac{d\alpha_1}{d\alpha_k} = \sum \left(\dfrac{d\alpha_1}{dp_i} \dfrac{dp_i}{d\alpha_k} + \dfrac{d\alpha_1}{dq_i} \dfrac{dq_i}{d\alpha_k} \right), \\[2ex] 0 = \dfrac{d\alpha_2}{d\alpha_k} = \sum \left(\dfrac{d\alpha_2}{dp_i} \dfrac{dp_i}{d\alpha_k} + \dfrac{d\alpha_2}{dq_i} \dfrac{dq_i}{d\alpha_k} \right), \\[2ex] \cdots \cdots \cdots \cdots \cdots \\[1ex] 1 = \dfrac{d\alpha_k}{d\alpha_k} = \sum \left(\dfrac{d\alpha_k}{dp_i} \dfrac{dp_i}{d\alpha_k} + \dfrac{d\alpha_k}{dq_i} \dfrac{dq_i}{d\alpha_k} \right), \\[2ex] \cdots \cdots \cdots \cdots \cdots \\[1ex] 0 = \dfrac{d\alpha_{2n}}{d\alpha_k} = \sum \left(\dfrac{d\alpha_{2n}}{dp_i} \dfrac{dp_i}{d\alpha_k} + \dfrac{d\alpha_{2n}}{dq_i} \dfrac{dq_i}{d\alpha_k} \right). \end{cases}$$

On voit que les quantités $\dfrac{d\alpha_1}{dq_i}, -\dfrac{d\alpha_1}{dp_i}$ d'une part, et $\dfrac{dp_i}{d\alpha_k}, \dfrac{dq_i}{d\alpha_k}$, de l'autre, sont liées par les mêmes relations, d'où il résulte

$$[23] \qquad \frac{d\alpha_1}{dp_i} = \frac{dq_i}{d\alpha_k}, \qquad \frac{d\alpha_1}{dq_i} = -\frac{dp_i}{d\alpha_k}.$$

En comparant de même les équations

$$(\alpha_1, \alpha_k) = 1, \quad (\alpha_2, \alpha_k) = 0, \ldots, (\alpha_{2n}, \alpha_k) = 0,$$

avec les $2n$ équations que l'on formerait en transformant comme précédemment les expressions des quantités suivantes :

$$\frac{d\alpha_1}{d\alpha_1} = 1, \quad \frac{d\alpha_2}{d\alpha_1} = 0, \ldots, \frac{d\alpha_{2n}}{d\alpha_1} = 0,$$

on en déduirait les relations

$$-\frac{d\alpha_k}{dq_i} = \frac{dp_i}{d\alpha_1}, \qquad \frac{d\alpha_k}{dp_i} = \frac{dq_i}{d\alpha_1}.$$

Les constantes α_i et α_k sont donc soumises aux mêmes relations que les constantes q^0_i et p^0_i.

20. Si dans le groupe [L] on considère les équations qui sont situées sur la diagonale *du carré* formé par ce groupe, on verra qu'elles peuvent toutes être représentées par la seule équation

$$\sum \{ (\alpha_i, \ \alpha_{i'}) [\alpha_i, \ \alpha_{i'}] - 1 \} = 0.$$

On voit facilement que si l'on choisit pour i une valeur quelconque k, et que l'on fasse varier i' depuis 1 jusqu'à $2n$, on ne pourra pas avoir $(\alpha_k, \alpha_{i'}) = 0$, pour toutes les valeurs de i'. Ainsi, quelle que soit l'intégrale $\alpha_k =$ fonct $(q_1, \ldots, q_n, p_1, \ldots, p_n)$, que l'on prenne, toutes les intégrales, combinées avec elle, d'après le théorème de Poisson, ne peuvent pas donner 0.

DEUXIÈME PARTIE.

§ Iᵉʳ.

21. Le théorème de Poisson serait le plus remarquable de la mécanique s'il n'était jamais en défaut. Mais il arrive malheureusement
qu'il donne très-souvent soit une identité, soit une intégrale déjà
trouvée ; et si, malgré ces cas défectueux, Jacobi le considérait comme
un théorème prodigieux et sans exemple, c'est qu'il connaissait proba-
blement un moyen de les éviter ou d'en tirer parti.

Dans un récent mémoire, M. Bertrand, pour utiliser les cas excep-
tionnels, s'est proposé de chercher quelles étaient les intégrales
$\beta = \operatorname{fonct}(q_1, \ldots, q_n, \ldots, p_1, \ldots, p_n)$ qui, combinées avec une intégrale donnée $\alpha_1 = \operatorname{fonct}(q_1, \ldots, q_n, \ldots, p_1, \ldots, p_n)$ donnaient $(\alpha_1, \beta) = 0$
ou 1. Il a démontré que tous les cas où le théorème est en défaut peu-
vent se réduire au seul cas où (α, β) est une constante numérique, et
que toutes les intégrales, mises sous une forme convenable, doivent
satisfaire aux équations différentielles $(\alpha_1, \beta) = 0$ ou $(\alpha_1, \beta) = 1$ dans
lesquelles on considère β comme la *fonction principale*.

C'est ce qu'on peut voir facilement en mettant l'expression (α, β)
sous la forme trouvée plus haut. On voit en effet que si l'on pose

$$[a] \qquad \sum \left(\frac{d\alpha_1}{dq^0_i} \frac{d\beta}{dp^0_i} - \frac{d\alpha_1}{dp^0_i} \frac{d\beta}{dq^0_i} \right) = 1$$

on aura à résoudre une équation aux différences partielles dont les
coefficients seront des fonctions des constantes $q^0_1, \ldots, q^0_n, p^0_1, \ldots, p^0_n$.

Donc les $2n$ valeurs de β qui satisferont à l'équation $[a]$ seront des
constantes.

$$- 25 -$$

Pour les trouver, il faudra résoudre les équations différentielles

$$[b] \qquad \frac{dp_1}{\frac{d\alpha_1}{dq^0_1}} = - \frac{dq_1}{\frac{d\alpha_1}{dp^0_1}} = \frac{dp_2}{\frac{d\alpha_1}{dq^0_2}} = \ldots\ldots = - \frac{dq_n}{\frac{d\alpha_1}{dp^0_n}} = \frac{d\beta}{1}$$

si l'on appelle β_1 une solution de l'équation $[a]$ et $\beta_2, \ldots, \beta_{2n}$ les $2n-1$ valeurs de β qui satisfont à l'équation

$$[c] \qquad \sum \left(\frac{d\alpha_1}{dq^0_i} \frac{d\beta}{dp^0_i} - \frac{d\alpha_1}{dp^0_i} \frac{d\beta}{dq^0_i} \right) = 0$$

la valeur générale de β, satisfaisant à l'équation $[a]$, est de la forme

$$\beta = \beta_1 + \varphi(\beta_2, \beta_3, \ldots, \beta_{2n}).$$

22. De ce que l'on doit avoir

$$(\alpha_1, \beta) = 1 , \ (\alpha_1, \beta_2) = 0, \ldots, (\alpha_1, \beta_{2n}) = 0,$$

on peut en conclure, en vertu des équations $[23]$, les relations

$$[d] \qquad \frac{dp_i}{d\beta} = \frac{d\alpha_1}{dq_i}, \ \frac{dq_i}{d\beta} = - \frac{d\alpha_1}{dp_i},$$

dans lesquelles β pourra avoir les $2n$ valeurs fournies par l'équation $[a]$.

23. Nous avons vu que les équations du mouvement étaient

$$\frac{dp_i}{dt} = - \frac{dH}{dq_i}, \ \frac{dq_i}{dt} = \frac{dH}{dp_i}.$$

H est une fonction de $q_1, \ldots, q_n, p_1, \ldots, p_n$, telle que, si l'on représente par h une constante, $H = h$ sera l'équation des forces vives. En appelant α_{2n} la constante à laquelle le temps est ajouté, nous pourrons mettre les équations précédentes sous la forme

$$[e] \qquad \frac{dp_i}{d\alpha_{2n}} = - \frac{dh}{dq_i}, \ \frac{dq_i}{d\alpha_{2n}} = \frac{dh}{dp_i}.$$

24. En voyant l'analogie de ces équations avec les équations $[d]$, on est porté à se demander si l'on ne pourrait pas prendre ces dernières pour les équations du mouvement. C'est-à-dire si, étant donnée une constante α_i, on ne pourrait pas se proposer de chercher les $2n$ valeurs de β qui satisfont aux équations $[d]$. Ces $2n$ valeurs de β ne seront des constantes convenant au problème, que si leur dérivée totale par rapport au temps est nulle, quand on aura égard aux équations $[e]$.

En d'autres termes, si l'on appelle β_k une valeur de β, pour que cette constante convienne au problème, il faudra avoir

$$0 = \left(\frac{d\beta_k}{dt}\right) + \sum \left(\frac{d\beta_k}{dp_i}\frac{dp_i}{dt} + \frac{d\beta_k}{dq_i}\frac{dq_i}{dt}\right) = \left(\frac{d\beta_k}{dt}\right) + \sum \left(-\frac{d\beta_k}{dp_i}\frac{dh}{dq_i} + \frac{d\beta_k}{dq_i}\frac{dh}{dp_i}\right),$$

ou bien, en remarquant que $\frac{d\beta_k}{dt}$ est égal à 0 ou à -1, comme je l'ai déjà dit,

$$\sum \left(\frac{d\beta_k}{dq_i}\frac{dh}{dp_i} - \frac{d\beta_k}{dp_i}\frac{dh}{dq_i}\right) = (\beta_k, h) = 1 \text{ ou } 0.$$

On aura $(\beta, h) = 0$ pour les $2n - 1$ valeurs de β, qui ne contiennent pas le temps, et $(\beta, h) = 1$, si β désigne la constante à laquelle le temps est ajouté.

25. Nous venons de voir qu'étant donnée une constante quelconque α_i, on pouvait mettre les autres sous des formes telles que, combinées avec α_i, elles donnassent 0 ou 1, le nombre de celles qui donnent 0 étant égal à $2n - 1$. Parmi ces constantes, qui donnent 0, on doit nécessairement trouver celle qui contient le temps, à moins que α_i ne soit égal à h. On aurait en effet, en appelant β_k l'intégrale qui contient le temps,

$$(\beta_1, h) = 0, \quad (\beta_2, h) = 0, \quad \ldots, \quad (\beta_k, h) = 1, \quad \ldots, \quad (\beta_{2n}, h) = 0,$$

$$(\beta_1, \alpha_i) = 0, \quad (\beta_2, \alpha_i) = 0, \quad \ldots, \quad (\beta_k, \alpha_i) = 1, \quad \ldots, \quad (\beta_{2n}, h) = 0.$$

On déduirait facilement de la comparaison de ces équations

$$\frac{\dfrac{dh}{dq_1}}{\dfrac{d\alpha_i}{dq_1}} = \frac{\dfrac{dh}{dp_1}}{\dfrac{d\alpha_i}{dq_1}} = \frac{\dfrac{dh}{dq_2}}{\dfrac{d\alpha_i}{dq_1}} =, \quad \ldots, \quad \frac{\dfrac{dh}{dp_n}}{\dfrac{d\alpha_i}{dp_n}} = 1.$$

Par conséquent, α_i n'est autre chose que h.

26. Si l'intégrale $\alpha_{2n} = F(q_1, \ldots, q_n, p_1, \ldots, p_n) - t$ satisfait à l'équation $(\alpha_1, \alpha_{2n}) = 0$, il est évident que la fonction $F(q_1, \ldots, q_n, p_1, \ldots, p_n)$ donnera aussi $(\alpha_1, F) = 0$; par conséquent la valeur générale de β, qui satisfait à l'équation aux différences partielles

$$(\alpha_1, \beta) = 0$$

sera une fonction arbitraire Φ, de F et des $2n - 2$ autres valeurs de β. Donc cette valeur générale de β ne sera pas constante, puisqu'elle doit être fonction de $2n - 1$ quantités, dont une seule, F, n'est pas constante.

Pour démêler les constantes qui se trouvent dans Φ, il faudra poser

$$\frac{d\Phi}{dt} = 0;$$

et comme il n'y a que $2n - 2$ constantes qui puissent satisfaire à cette condition, on n'aura que $2n - 2$ équations différentielles à résoudre.

Par conséquent, si la valeur générale de β est facile à trouver, comme cela arrive dans quelques problèmes, la question sera simplifiée.

27. Pour avoir maintenant l'intégrale qui contient le temps, je remarque que si, dans la valeur générale Φ, de β qui satisfait à l'équation $(\alpha_1, \beta) = 0$, on substitue à $2n - 2$ variables quelconques leurs valeurs en fonction des $2n - 2$ constantes trouvées, on devra avoir $\Phi = $ fonct. de F et de $2n - 2$ const. Or, je dis qu'il suffira, pour avoir l'intégrale cherchée, de poser

$$\frac{d\Phi}{dt} = 1 \quad \text{ou} \quad \frac{d\Phi}{dF}\frac{dF}{dt} = 1.$$

En effet, $\frac{dF}{dt} = +1$, puisque $F = \alpha_{2n} + t$. On a donc $\frac{d\Phi}{dF} = 1$, d'où $\Phi = F +$ const. F étant ainsi déterminé, il suffira d'en retrancher t pour avoir une nouvelle constante.

§ II.

Cas remarquable où le théorème de Poisson est en défaut.

28. Parmi les cas où le théorème de Poisson donne une identité, il y en a un qui est très-remarquable et dont on peut tirer la plus grande utilité.

C'est lorsque, parmi les $2n$ intégrales du problème, il y en a n qui, combinées deux à deux, donnent un résultat nul.

Admettons que ces n intégrales ne contiennent pas le temps explicitement et que de plus, comme le suppose le théorème de Poisson, elles soient résolues par rapport aux constantes arbitraires $a_1, a_2, ..., a_n$. Elles seront de la forme suivante :

$$[f] \quad \begin{cases} a_1 = \varphi_1(p_1, ..., p_n, q_1, ..., q_n), \\ a_2 = \varphi_2(p_1, ..., p_n, q_1, ..., q_n), \\ \cdots \cdots \cdots \cdots \cdots \cdots \\ a_n = \varphi_n(p_1, ..., p_n, q_1, ..., q_n). \end{cases}$$

Si on les résout par rapport à $p_1, p_2, ..., p_n$, on aura pour ces variables des valeurs de la forme

$$[g] \quad \begin{cases} p_1 = \chi_1(q_1, ..., q_n, a_1, ..., a_n), \\ p_2 = \chi_2(q_1, ..., q_n, a_1, ..., a_n), \\ \cdots \cdots \cdots \cdots \cdots \cdots \\ p_n = \chi_n(q_1, ..., q_n, a_1, ..., a_n). \end{cases}$$

29. Je dis que si l'on substitue ces valeurs de $p_1, ..., p_n$ dans la fonction

$$V = \int p_1 dq_1 + p_2 dq_2 + ... + p_n dq_n.$$

L'intégration pourra s'effectuer et nous verrons les usages avantageux que l'on peut faire de cette fonction.

La question revient à prouver que l'on a, par exemple,

$$\frac{dp_1}{dq_2} - \frac{dp_2}{dq_1} = 0.$$

Pour cela remarquons que si dans l'une des équations $[f]$, la première, par exemple, on substitue à $p_1, \ldots, p_n$, les valeurs données par les équations $[g]$, on trouvera identiquement $a_1 = a_1$. Si donc je différencie a_1, successivement par rapport à q_1 et à q_2, en supposant effectuée la substitution dont je viens de parler, je trouverai les deux équations suivantes :

$$[k] \quad \begin{cases} 0 = \dfrac{da_1}{dq_1} + \dfrac{da_1}{dp_1}\dfrac{dp_1}{dq_1} + \dfrac{da_1}{dp_2}\dfrac{dp_2}{dq_1} + \cdots + \dfrac{da_1}{dp_n}\dfrac{dp_n}{dq_1}, \\[2mm] 0 = \dfrac{da_1}{dq_2} + \dfrac{da_1}{dp_1}\dfrac{dp_1}{dq_2} + \dfrac{da_1}{dp_2}\dfrac{dp_2}{dq_2} + \cdots + \dfrac{da_1}{dp_n}\dfrac{dp_n}{dq_2}. \end{cases}$$

En mettant au lieu de a_1 les autres constantes $a_2, a_3, \ldots, a_n$, on aura en tout $2n$ équations qui serviront à déterminer les unes $\dfrac{dp_1}{dq_2}$ et les autres $\dfrac{dp_2}{dq_1}$.

Le dénominateur de ces deux inconnues sera le même et il sera formé des quantités suivantes

$$[R] \quad \begin{cases} \dfrac{da_1}{dp_1}, \dfrac{da_1}{dp_2}, \dfrac{da_1}{dp_3}, \ldots, \dfrac{da_1}{dp_n}, \\[2mm] \dfrac{da_2}{dp_1}, \dfrac{da_2}{dp_2}, \dfrac{da_2}{dp_3}, \ldots, \dfrac{da_2}{dp_n}, \\[2mm] \dfrac{da_3}{dp_1}, \dfrac{da_3}{dp_2}, \dfrac{da_3}{dp_3}, \ldots, \dfrac{da_3}{dp_n}, \\[2mm] \cdot \quad \cdot \quad \cdot \quad \cdot \quad \cdot \quad \cdot \\ \cdot \quad \cdot \quad \cdot \quad \cdot \quad \cdot \quad \cdot \\[2mm] \dfrac{da_n}{dp_1}, \dfrac{da_n}{dp_2}, \dfrac{da_n}{dp_3}, \ldots, \dfrac{da_n}{dp_n}. \end{cases}$$

Ordonnons ce dénominateur D par rapport aux termes des deux premières colonnes. D'après la manière dont on forme un dénominateur, les deux termes $\dfrac{da_1}{dp_1}\dfrac{da_2}{dp_2}$ et $-\dfrac{da_1}{dp_2}\dfrac{da_2}{dp_1}$ auront un même coefficient que j'appelle $A_{1,2}$ il est facile de voir que $A_{1,2}$ n'est autre chose que le dénominateur que l'on pourrait former avec les termes de $[R]$, qui resteraient, si on supprimait les deux premières bandes et les deux premières colonnes. J'appelle de même $A_{1,3}$ le coefficient de $\dfrac{da_1}{dp_1}\dfrac{da_3}{dp_2}, -\dfrac{da_1}{dp_2}\dfrac{da_3}{dp_1}$.

Cela posé, nous pourrons écrire le dénominateur sous la forme suivante :

$$A_{1,2}\left(\frac{da_1}{dp_1}\frac{da_2}{dp_2}-\frac{da_1}{dp_2}\frac{da_2}{dp_1}\right)+A_{1,3}\left(\frac{da_1}{dp_1}\frac{da_3}{dp_2}-\frac{da_1}{dp_2}\frac{da_3}{dp_1}\right)+\cdots+A_{2,3}\left(\frac{da_2}{dp_1}\frac{da_3}{dp_2}-\frac{da_2}{dp_2}\frac{da_3}{dp_1}\right)+, \text{ etc...}$$

qui peut être représentée, pour abréger, par l'expression

$$\sum\sum A_{i,i+k}\left(\frac{da_i}{dp_1}\frac{da_{i,i+k}}{dp_2}-\frac{da_i}{dp_2}\frac{da_{i,i+k}}{dp_1}\right)=D,$$

dans laquelle il faudra faire varier i depuis 1 jusqu'à $n-1$ inclusivement, puis, donner à k les valeurs comprises dans l'inégalité $i+k \leqslant n$.

30. Si l'on considère les équations de la forme [k], on voit que pour obtenir $\frac{dp_1}{dq_2}$ il faut, dans le dénominateur D, remplacer chacun des termes de la première colonne de [R] par le *terme tout connu* qui lui correspond. Par exemple, il faudra remplacer $\frac{da_1}{dp_1}$ par $\frac{-da_1}{dq_2}$, ce qui revient, au signe près, à mettre q_2 à la place de p_1 dans D. On aura ainsi :

$$\frac{dp_1}{dq_2}=\frac{\sum\sum A_{i,i+k}\left(-\frac{da_i}{dq_2}\frac{da_{i,i+k}}{dp_2}+\frac{da_i}{dp_2}\frac{da_{i,i+k}}{dq_2}\right)}{D}.$$

Pour avoir $\frac{dp_2}{dq_1}$ il faudra remplacer les termes de la seconde colonne de [B] par le *terme tout connu* qui leur correspond, ce qui revient, sauf le signe, à mettre q_1 à la place de p_2 dans D. On aura ainsi :

$$\frac{dp_2}{dq_1}=\frac{\sum\sum A_{i,i+k}\left(-\frac{da_i}{dp_1}\frac{da_{i,i+k}}{dq_1}+\frac{da_i}{dq_1}\frac{da_{i,i+k}}{dp_1}\right)}{D},$$

et il s'agit de démontrer que l'on aura :

$$0=\frac{dp_2}{dq_1}-\frac{dp_1}{dq_2}=\frac{\sum\sum A_{i,i+k}\left(\frac{da_i}{dq_1}\frac{da_{i,i+k}}{dp_1}-\frac{da_i}{dp_1}\frac{da_{i,i+k}}{dq_1}+\frac{da_i}{dq_2}\frac{da_{i,i+k}}{dp_2}-\frac{da_i}{dp_2}\frac{da_{i,i+k}}{dq_2}\right)}{D}.$$

31. Je m'appuierai sur une propriété connue du dénominateur commun des inconnues dans les équations du premier degré. Cette propriété consiste en ce que, si l'on remplace une ligne par une autre dans les quantités [R], le dénominateur est identiquement nul. Du reste, la forme que j'ai donnée à D montre bien que si l'on remplace la première colonne par la deuxième, on a un résultat nul. Pour prouver cette proposition pour deux colonnes quelconques, il suffirait d'ordonner D par rapport aux termes des deux colonnes qu'on veut supposer devenir égales.

Donc, si dans D on remplace dp_1 par dp_3, c'est-à-dire les termes de la première colonne par ceux de la troisième, on aura identiquement

$$\sum\sum A_{i,i+k}\left(\frac{da_i}{dp_3}\frac{da_{i,i+k}}{dp_2}-\frac{da_i}{dp_2}\frac{da_{i,i+k}}{dp_3}\right)=0.$$

Par conséquent on peut remplacer $\frac{da_{i,i+k}}{dp_2}$, $\frac{da_i}{dp_2}$ par des quantités quelconques sans que le résultat cesse d'être nul.

Substituons respectivement à $\frac{da_{i,i+k}}{dp_2}$, $\frac{da_i}{dp_2}$ les quantités $\frac{da_{i,i+k}}{dq_3}$, $\frac{da_i}{dq_3}$. Puisque le coefficient $A_{i,i+k}$ ne contient pas dp_2, il suffit de faire cette substitution dans la parenthèse, ce qui donnera en changeant les signes

$$\sum\sum A_{i,i+k}\left(\frac{da_i}{dq_3}\frac{da_{i,i+k}}{dp_3}-\frac{da_i}{dp_3}\frac{da_{i,i+k}}{dq_3}\right)=0,$$

on aurait de même :

$$\sum\sum A_{i,i+k}\left(\frac{da_i}{dq_4}\frac{da_{i,i+k}}{dp_4}-\frac{da_i}{dp_4}\frac{da_{i,i+k}}{dq_4}\right)=0\ldots\sum\sum A_{i,i+k}\left(\frac{da_i}{dq_n}\frac{da_{i,i+k}}{dp_n}-\frac{da_i}{dp_n}\frac{da_{i,i+k}}{dq_n}\right)=0.$$

En ajoutant ces identités au numérateur de la valeur de $\frac{dp_2}{dq_1}-\frac{dp_1}{dq_2}$, il viendra :

$$\frac{dp_2}{dq_1}-\frac{dp_1}{dq_2}=\frac{\sum\sum A_{i,i+k}(a_i,a_{i,i+k})}{D}.$$

Si au lieu de p_1,p_2 nous avions pris deux lettres quelconques $p_r,p_{r'}$, il aurait fallu ordonner D par rapport aux termes des colonnes de rang r et r' et, en appelant $M_{i,i+k}$ un coefficient analogue à $A_{i,i+k}$, nous aurions trouvé

$$\frac{dp_r}{dq_{r'}} - \frac{dp_{r'}}{dq_r} = \frac{\sum\sum M_{i,i+k}(a_i, a_{i+k})}{D}.$$

Donc si l'on a $(a_i, a_{i+k}) = 0$ il en résultera $\dfrac{dp_r}{dq_{r'}} - \dfrac{dp_{r'}}{dq_r} = 0$ et la fonction $\int p_1 dq_1 + p_2 dq_2 + \ldots + p_n dq_n$ pourra s'obtenir par des quadratures.

32. Réciproquement, je dis qu'on aura $(a_i, a_{i+k}) = 0$, si $p_1 dq_1 + \ldots + p_n dq_n$ devient une différentielle exacte quand on aura substitué à $p_1, p_2, \ldots, p_n$ leurs valeurs tirées des équations $[g]$.

En effet, l'hypothèse qui est

$$\frac{dp_r}{dq_{r'}} - \frac{dp_{r'}}{dq_r} = 0,$$

va nous fournir autant d'équations que l'on peut faire de combinaisons avec n objets en les prenant deux à deux. Pour obtenir ces équations, j'ordonne le dénominateur D par rapport aux termes de la première et de la troisième colonne et j'appelle $B_{i,i+k}$ le coefficient analogue à $A_{i,i+k}$.

J'ordonne de même D par rapport aux termes de la première et de la quatrième colonne et j'appelle $C_{i,i+k}$ le coefficient du terme $\dfrac{da_i}{dp_1}, \dfrac{da_{i,i+k}}{dp_4} - \dfrac{da_i}{dp_4}, \dfrac{da_{i,i+k}}{dp_1}$, ainsi de suite.

La deuxième forme servira à me donner le numérateur $\dfrac{dp_3}{dq_1} - \dfrac{dp_1}{dq_3}$, la troisième me donnera celui de $\dfrac{dp_4}{dq_1} - \dfrac{dp_1}{dq_4}$, ..., et en égalant à zéro ces numérateurs, j'obtiendrai les $\dfrac{n(n-1)}{2}$ équations suivantes

$$0 = \sum\sum A_{i,i+k}(a_i, a_{i+k}) = A_{1,2}(a_1, a_2) + A_{1,3}(a_1, a_3) + \ldots + A_{2,3}(a_2, a_3) + \ldots + A_{n,n-1}(a_n, a_{n-1}),$$

$$0 = \sum\sum B_{i,i+k}(a_i, a_{i+k}) = B_{1,2}(a_1, a_2) + B_{1,3}(a_1, a_3) + \ldots + B_{2,3}(a_2, a_3) + \ldots + B_{n,n-1}(a_n, a_{n-1}),$$

$$0 = \sum\sum C_{i,i+k}(a_i, a_{i+k}) = C_{1,2}(a_1, a_2) + C_{1,3}(a_1, a_3) + \ldots + C_{2,3}(a_2, a_3) + \ldots + C_{n,n-1}(a_n, a_{n-1}),$$

$$\cdots\cdots\cdots\cdots\cdots\cdots\cdots\cdots\cdots\cdots\cdots\cdots\cdots\cdots$$

Multiplions la première équation par $\left(\dfrac{da_1}{dp_1}\dfrac{da_2}{dp_2}-\dfrac{da_1}{dp_2}\dfrac{da_2}{dp_1}\right)$, la deuxième par $\left(\dfrac{da_1}{dp_1}\dfrac{da_2}{dp_3}-\dfrac{da_1}{dp_3}\dfrac{da_2}{dp_1}\right)$, et ainsi de suite. En ajoutant les résultats ainsi obtenus on trouvera

$$(a_1,a_2)\left\{A_{1,2}\left(\frac{da_1}{dp_1}\frac{da_2}{dp_2}-\frac{da_1}{dp_2}\frac{da_2}{dp_1}\right)+B_{1,2}\left(\frac{da_1}{dp_1}\frac{da_2}{dp_3}-\frac{da_1}{dp_3}\frac{da_2}{dp_1}\right)+C_{1,2}\left(\frac{da_1}{dp_1}\frac{da_2}{dp_4}-\frac{da_1}{dp_4}\frac{da_2}{dp_1}\right)+\text{etc.}\right\}+$$
$$+(a_1,a_3)\left\{A_{1,3}\left(\frac{da_1}{dp_1}\frac{da_2}{dp_2}-\frac{da_1}{dp_2}\frac{da_2}{dp_1}\right)+B_{1,3}\left(\frac{da_1}{dp_1}\frac{da_2}{dp_3}-\frac{da_1}{dp_3}\frac{da_2}{dp_1}\right)+C_{1,3}\left(\frac{da_1}{dp_1}\frac{da_2}{dp_4}-\frac{da_1}{dp_4}\frac{da_2}{dp_1}\right)+\text{etc.}\right\}+$$
$$+(a_1,a_4)\,P+\ldots+(a_2,a_3)\,Q+\ldots+(a_n,a_{n-1})\,R=0.$$

Il est facile de voir que le coefficient de (a_1,a_2) n'est autre chose que le dénominateur D ordonné suivant les termes des deux premières lignes horizontales.

Le coefficient de (a_1,a_3) serait le dénominateur ordonné suivant les termes de la première et de la troisième ligne horizontale si l'on y remplaçait a_2 par a_3. Donc ce coefficient est nul. On verrait de même que l'on a

$$P=0,\ldots,\quad Q=0,\ldots,\quad R=0,$$

il restera donc $$(a_1,a_2)\,D=0.$$

En suivant la même marche on trouverait $(a_1,a_3)\,D=0$ et, généralement, $(a_i,a_{i+k})=0$.

Or D n'est pas nul car c'est le dénominateur des inconnues $\dfrac{dp_1}{dq_2}$, $\dfrac{dp_1}{dq_3}$, $\ldots$, $\dfrac{dp_2}{dq_1}$, $\dfrac{dp_3}{dq_1}$, $\ldots$, dont la valeur est généralement finie. Il faudra donc que l'on ait

$$(a_i,a_{i+k})=0.\qquad \text{c. q. f. d.}$$

33. Nous avons supposé que les intégrales pouvaient se résoudre par rapport à $p_1,\ldots,p_n$.

Supposons que la résolution par rapport à p_1, par exemple, offre des difficultés, et qu'il soit au contraire aisé de résoudre par rapport à q_1. Je dis que dans ce cas la fonction

$$-q_1 dp_1+p_2 dq_2\ldots+p_n dq_n$$

sera une différentielle exacte pourvu que l'on ait encore $(a_i, a_{i,i+k}) = 0$.
Il suffit évidemment de prouver que l'on a, par exemple,

$$\frac{dq_1}{dq_2} + \frac{dp_2}{dp_1} = 0.$$

Pour le démontrer, résolvons les équations $[f]$ par rapport à $p_1, p_2, \ldots, p_n$ et reportons les valeurs de ces variables dans ces mêmes équations. Si nous différencions $a_1, a_2, \ldots, a_n$ par rapport à p_1 et à q_2 en supposant cette substitution effectuée, il viendra

$$0 = \frac{da_1}{dp_1} + \frac{da_1}{dq_1}\frac{dq_1}{dp_1} + \frac{da_1}{dp_2}\frac{dp_2}{dp_1} + \ldots + \frac{da_1}{dp_n}\frac{dp_n}{dp_1};$$
$$0 = \frac{da_2}{dp_1} + \frac{da_2}{dq_1}\frac{dq_1}{dp_1} + \frac{da_2}{dp_2}\frac{dp_2}{dp_1} + \ldots + \frac{da_2}{dp_n}\frac{dp_n}{dp_1}.$$
$$\cdots\cdots\cdots\cdots\cdots\cdots\cdots\cdots\cdots\cdots$$
$$\cdots\cdots\cdots\cdots\cdots\cdots\cdots\cdots\cdots\cdots$$
$$0 = \frac{da_1}{dq_2} + \frac{da_1}{dq_1}\frac{dq_1}{dq_2} + \frac{da_1}{dp_2}\frac{dp_2}{dq_2} + \ldots + \frac{da_1}{dp_n}\frac{dp_n}{dq_2};$$
$$0 = \frac{da_2}{dq_2} + \frac{da_2}{dq_1}\frac{dq_1}{dq_2} + \frac{da_2}{dp_2}\frac{dp_2}{dq_2} + \ldots + \frac{da_2}{dp_n}\frac{dp_n}{dq_2}.$$
$$\cdots\cdots\cdots\cdots\cdots\cdots\cdots\cdots\cdots\cdots$$
$$\cdots\cdots\cdots\cdots\cdots\cdots\cdots\cdots\cdots\cdots$$

En mettant le dénominateur D_1 sous la forme

$$K_{1,2}\left(\frac{da_1}{dq_1}\frac{da_2}{dp_2} - \frac{da_1}{dp_2}\frac{da_2}{dq_1}\right) + K_{1,3}\left(\frac{da_1}{dq_1}\frac{da_3}{dp_2} - \frac{da_1}{dp_2}\frac{da_3}{dq_1}\right) + \ldots, \text{etc.}$$

nous en déduirons

$$\frac{dp_2}{dp_1} = \frac{K_{1,2}\left(-\dfrac{da_1}{dq_1}\dfrac{da_2}{dp_1} + \dfrac{da_1}{dp_1}\dfrac{da_2}{dq_1}\right) + K_{1,3}\left(\dfrac{da_1}{dp_1}\dfrac{da_3}{dq_1} - \dfrac{da_1}{dq_1}\dfrac{da_3}{dp_1}\right) + \text{etc.}}{D_1}$$

$$\frac{dq_1}{dq_2} = \frac{K_{1,2}\left(-\dfrac{da_1}{dq_2}\dfrac{da_2}{dp_2} + \dfrac{da_1}{dp_2}\dfrac{da_2}{dq_2}\right) + \text{etc.}}{D_1}$$

$$\text{d'où } \frac{dp_2}{dp_1} + \frac{dq_1}{dq_2} = \frac{K_{1,2}\left(\dfrac{da_1}{dp_1}\dfrac{da_2}{dq_1} - \dfrac{da_1}{dq_1}\dfrac{da_2}{dp_1} + \dfrac{da_1}{dp_2}\dfrac{da_2}{dq_2} - \dfrac{da_1}{dq_2}\dfrac{da_2}{dp_2}\right) + \text{etc.}}{D_1}$$

En ajoutant au numérateur de cette fraction des quantités identiquement nulles, comme nous l'avons fait plus haut, nous trouverons

$$\frac{dp_2}{dp_1} + \frac{dq_1}{dq_2} = \frac{\sum \sum K_{i,i+k}(a_i, a_{i,i+k})}{D_1}$$

quantité qui sera nulle, si l'on a $(a_i, a_{i,i+k}) = 0$.

§ III.

Usage de la fonction V.

34. La fonction V étant supposée exprimée en fonction de $q_1, q_2, \ldots, q_n, a_1, \ldots, a_n$, posons

$$[l] \qquad \left\{ \frac{dV}{da_1} = -b_1, \frac{dV}{da_2} = -b_2, \ldots, \frac{dV}{da_n} = -b_n, \right.$$

je dis que l'on aura

$$(a_i, b_{i'}) = 0, \ (a_i, b_i) = 1, \ (b_i, b_{i'}) = 0.$$

En effet, puisque $p_1 dq_1 + p_2 dq_2 \ldots + p_n dq_n$ est une différentielle exacte ayant pour intégrale V, il en résulte que l'on a

$$[m] \qquad \left\{ \frac{dV}{dq_1} = p_1, \frac{dV}{dq_2} = p_2, \ldots, \frac{dV}{dq_n} = p_n, \right.$$

ou, généralement, $\qquad \dfrac{dV}{dq_i} = p_i.$

Substituons maintenant dans b_i, qui est une fonction de $q_1, \ldots, q_n$, $a_1, \ldots, a_n$, les valeurs des constantes données par les équations $[f]$. b_i deviendra alors fonction de $q_1, \ldots, q_n, p_1, \ldots, p_n$, et si nous différencions en supposant cette substitution effectuée, nous trouverons

$$[n] \qquad \left\{ \begin{aligned} \frac{db_i}{dq_1} &= \left(\frac{db_i}{dq_1}\right) + \frac{db_i}{da_1}\frac{da_1}{dq_1} + \frac{db_i}{da_2}\frac{da_2}{dq_1} + \ldots + \frac{db_i}{da_n}\frac{da_n}{dq_1}, \\ \frac{db_i}{dp_1} &= \ 0 \ + \frac{db_i}{da_1}\frac{da_1}{dp_1} + \frac{db_i}{da_2}\frac{da_2}{dp_1} + \ldots + \frac{db_i}{da_n}\frac{da_n}{dp_1}. \end{aligned} \right.$$

Multiplions la première de ces équations par $\frac{da_i}{dp_1}$, la deuxième par $\frac{da_i}{dq_1}$, et retranchons le premier produit du second.

Multiplions de même $\frac{db_i}{dq_2}$ par $\frac{da_i}{dp_2}$, et $\frac{db_i}{dp_2}$ par $\frac{da_i}{dq_2}$, puis retranchons le premier produit du deuxième.

En faisant la somme de tous ces résultats, nous trouverons

$$(a_i, b_i) = -\left\{ \frac{da_i}{dp_1}\left(\frac{db_i}{dq_1}\right) + \frac{da_i}{dp_2}\left(\frac{db_i}{dq_2}\right) + \cdots \right\} + \frac{db_i}{da_1}(a_i, a_1) + \cdots + \frac{db_i}{da_n}(a_i, a_n).$$

Or, $\left(\frac{db_i}{dq_1}\right)$ étant la dérivée par rapport à q_1 de b_i considéré comme fonction de $q_1, \ldots, q_n, a_1, \ldots, a_n$, il s'ensuit que dans cette différentiation q_1 et a_i peuvent être considérées comme deux variables indépendantes; par conséquent, on aura

$$\left(\frac{db_i}{dq_1}\right) = -\frac{d^2 V}{da_i\, dq_1} = -\frac{d^2 V}{dq_1\, da_i} = -\frac{dp_1}{da_i},$$

on aurait de même $\left(\frac{db_i}{dq_2}\right) = -\frac{dp_2}{da_i}, \ldots, \left(\frac{db_i}{dq_n}\right) = -\frac{dp_n}{da_i}.$

Introduisons ces relations dans la valeur de (a_i, b_i) et remarquons que l'on a, par hypothèse, $(a_i, a_1) = 0, \ldots, (a_i, a_n) = 0$, il viendra

$$(a_i, b_i) = \frac{da_i}{dp_1}\frac{dp_1}{da_i} + \frac{da_i}{dp_2}\frac{dp_2}{da_i} + \cdots + \frac{da_i}{dp_n}\frac{dp_n}{da_i}.$$

Or, si dans $a_i = \varphi_i(q_1, \ldots, q_n, p_1, \ldots, p_n)$, on substitue à $p_1, \ldots, p_n$, leurs valeurs $\frac{dV}{dq_1}, \frac{dV}{dq_n}$ on trouvera

$$a_i = \text{fonct de } (q_1, \ldots, q_n, a_1, \ldots, a_n),$$

et comme il ne peut pas y avoir de relation entre les $2n$ quantités $q_1, \ldots, q_n, a_1, \ldots, a_n$, il faudra que cette dernière équation se réduise à $a_i = a_i$.

Donc, en différenciant, par rapport à a_i, les deux membres de l'égalité $a_i = \varphi_i(q_1, \ldots, q_n, p_1, \ldots, p_n)$ qui deviendra une identité quand nous aurons effectué la substitution dont je viens de parler, nous trouverons

$$1 = \frac{da_i}{dp_1}\frac{dp_1}{da_i} + \cdots + \frac{da_i}{dp_n}\frac{dp_n}{da_i}.$$

35. Il est évident que nous trouverions de la même manière

$$(a_i,\, b_{i'}) = \frac{da_i}{dp_1}\frac{dp_1}{da_{i'}} + \cdots + \frac{da_i}{dp_n}\frac{dp_n}{da_{i'}} = 0.$$

36. Prouvons enfin que l'on a $(b_i,\, b_{i'}) = 0$. Pour cela, reportons-nous aux équations $[n]$ et multiplions la première par $\frac{db_{i'}}{dp_1}$, la deuxième par $\frac{db_{i'}}{dq_1}$, et retranchons le second produit du premier. Répétons ces opérations pour $\frac{db_i}{dq_2}$, $\frac{db_i'}{dp_2}$, ..., $\frac{db_i}{dq_n}$, $\frac{db_i}{dp_n}$. En ajoutant les résultats ainsi obtenus nous aurons,

$$(b_i,\, b_{i'}) = \left\{\left(\frac{db_i}{dq_1}\right)\frac{db_{i'}}{dp_1} + \cdots + \left(\frac{db_i}{dq_n}\right)\frac{db_{i'}}{dp_n}\right\} + \frac{db_i}{da_1}(a_1,\, b_{i'}) + \cdots$$
$$+ \frac{db_i}{da_{i'}}(a_{i'},\, b_{i'}) + \cdots \text{ etc.}$$

Or,
$$\left(\frac{db_i}{dq_1}\right) = \frac{dp_1}{da_i}, \quad \left(\frac{db_i}{dq_2}\right) = \frac{dp_2}{da_i} \cdots \left(\frac{db_i}{dq_n}\right) = \frac{dp_n}{da_i} \cdots$$

et comme l'on a $(a_i,\, b_{i'}) = 0$ et $(a_{i'},\, b_{i'}) = 1$, il viendra

$$(b_i,\, b_{i'}) = -\left(\frac{db_{i'}}{dp_1}\frac{dp_1}{da_i} + \cdots + \frac{db_{i'}}{dp_n}\frac{dp_n}{da_i}\right) + \frac{db_i}{da_{i'}}.$$

Dans le second membre de cette égalité, la quantité renfermée entre des parenthèses exprime que, dans $b_{i'} = \text{fonct de } (q_1, \ldots, q_n, p_1, \ldots, p_n)$, on a substitué à $p_1, \ldots, p_n$ leurs valeurs en fonction de $q_1, \ldots, q_n$, $a_1, \ldots, a_n$, $\left(\text{puisque } \frac{dp_1}{da_i}, \text{ par exemple, est la dérivée, par rapport à } a_i,\right.$ de $p_1 = \frac{dV}{dq_1} = \text{fonct de } (q_1, \ldots, q_n, a_1, \ldots, a_n)\Big)$, et qu'on a ensuite pris la dérivée de $b_{i'}$ par rapport à a_i. On aura par conséquent

$$-\left(\frac{db_{i'}}{dp_1}\frac{dp_1}{da_i} + \cdots + \frac{db_{i'}}{dp_n}\frac{dp_n}{da_i}\right) = \frac{d\left(\frac{dV}{da_{i'}}\right)}{da_i} = \frac{d\left(\frac{dV}{da_i}\right)}{da_{i'}} = -\frac{db_i}{da_{i'}},$$

il reste donc $(b_i,\, b_{i'}) = 0$.   C. Q. F. D.

— 38 —

37. Supposons que parmi les constantes $a_1, ..., a_n$, se trouve la constante h, donnée par l'équation des forces vives qui est $h = \mathrm{H} = \text{fonct de } (q_1, ..., q_n, p_1, ..., p_n)$. D'après ce que nous venons de voir, nous aurons, en posant $h = a_n$,

$$(h, b_1) = 0, \quad (h, b_2) = 0, \quad ..., \quad (h, b_{n-1}) = 0, \quad (h, b_n) = 1 \, ;$$

or, si on a égard aux équations différentielles du mouvement, on trouvera, en rapportant le signe $\sum$ à l'indice k,

$$0 = (h, b_1) = \sum_n^1 \left(\frac{dh}{dq_k} \frac{db_1}{dp_k} - \frac{dh}{dp_k} \frac{db_1}{dq_k} \right) = - \sum_n^1 \left(\frac{db_1}{dp_k} \frac{dp_k}{dt} + \frac{db_1}{dq_k} \frac{dq_k}{dt} \right) = - \frac{db_1}{dt},$$

d'où il résulte que b_1 est une constante. On aurait de même

$$\frac{db_2}{dt} = 0, \quad ..., \quad \frac{db_{n-1}}{dt} = 0, \quad -\frac{db_n}{dt} = 1.$$

De la dernière égalité on conclut $-b_n = t + \text{constante}$. On aura donc

$$\frac{d\mathrm{V}}{dh} = t + \text{constante}.$$

38. Les constantes a_i et b_i sont dites *conjuguées*.

D'après la remarque faite plus haut *, on devra avoir les relations

$$\frac{da_i}{dp_k} = -\frac{dq_k}{db_i}, \quad \frac{da_i}{dq_k} = \frac{dp_k}{db_i}, \quad \frac{dq_k}{da_i} = \frac{db_i}{dp_k}, \quad \frac{dp_k}{da_i} = -\frac{db_i}{dq_k}.$$

39. Considérons maintenant le cas où la fonction V prend la forme

$$\mathrm{V}_1 = \int - q_1 dp_1 + p_2 dq_2, \quad ..., \quad + p_n dq_n.$$

Posons comme précédemment :

$$\frac{d\mathrm{V}_1}{da_1} = -b_1, \quad \frac{d\mathrm{V}_1}{da_2} = -b_2, \quad ..., \quad \frac{d\mathrm{V}_1}{da_n} = -b_n.$$

Je dis que l'on aura encore $(a_i, b_i) = 1$, $(a_i, b_{i'}) = 0$, $(b_i, b_{i'}) = 0$, en supposant toujours que l'on ait $(a_i, a_{i'}) = 0$.

---

* IIe partie, § I.

En effet, au lieu des deux équations $[n]$, nous aurons les deux équations suivantes :

$$[n_1] \quad \begin{cases} \dfrac{db_i}{dq_1} = \dfrac{db_i}{da_1}\dfrac{da_1}{dq_1} + \dfrac{db_i}{da_2}\dfrac{da_2}{dq_1} + \cdots + \dfrac{db_i}{da_n}\dfrac{da_n}{dq_1} \\[2mm] \dfrac{db_i}{dp_1} = 0 + \dfrac{db_i}{da_1}\dfrac{da_1}{dp_1} + \dfrac{db_i}{da_2}\dfrac{da_2}{dp_1} + \cdots + \dfrac{db_i}{da_n}\dfrac{da_n}{dp_1}. \end{cases}$$

Si, à la place de q_1, p_1, nous mettions q_2, p_2, puis q_3, p_3, etc., nous trouverions les mêmes équations que pour la première forme de la fonction V.

Multiplions la première équation par $\dfrac{da_i}{dp_1}$, la deuxième par $\dfrac{da_i}{dq_1}$, et retranchons les deux produits. Traitons de même les équations qu'on obtiendrait en mettant q_2, p_2, puis q_3, p_3, etc., à la place de q_1, p_1, nous aurons

$$(a_i, b_i) = -\left\{ -\dfrac{da_i}{dq_1}\left(\dfrac{db_i}{dp_1}\right) + \dfrac{da_i}{dp_2}\left(\dfrac{db_i}{dq_2}\right) + \cdots + \dfrac{da_i}{dp_n}\left(\dfrac{db_i}{dq_n}\right) \right\} + \text{des termes nuls.}$$

Si l'on remarque que l'on a

$$\dfrac{dV_1}{dp_1} = -q_1, \quad \dfrac{dV_1}{dq_2} = p_2, \ldots, \dfrac{dV_1}{dq_n} = p_n,$$

on en déduira $\quad \left(\dfrac{db_i}{dp_1}\right) = -\dfrac{d^2V_1}{da_i dp_1} = \dfrac{dq_1}{da_i}, \quad \left(\dfrac{db_i}{dq_2}\right) = -\dfrac{dp_2}{da_i},$

d'où $\quad (a_i, b_i) = \left\{ \dfrac{da_i}{dq_1}\dfrac{dq_1}{da_i} + \dfrac{da_i}{dp_2}\dfrac{dp_2}{da_i} + \cdots + \dfrac{da_i}{dp_n}\dfrac{dp_n}{da_i} \right\}.$

Il est facile de voir, d'après des remarques que j'ai déjà faites, que le second membre de cette égalité est égal à 1.

En suivant la même marche, je prouverai que l'on a

$$(a_i, b_{i'}) = 0, \quad (b_i, b_{i'}) = 0.$$

40. Supposons que l'une des constantes a_n, par exemple, soit égale à h, on aura

$$(h, b_1) = 0, \quad (h, b_2) = 0, \ldots, (h, b_{n-1}) = 0, \quad (h, b_n) = 1 ;$$

il en résulte que b_1, b_2, ..., b_{n-1} sont des constantes, et que $-b_n = t + \text{constante} = t + \beta.$

41. Considérons deux intégrales quelconques de la forme

$$\alpha_1 = F_1(q_1, \ldots, q_n, p_1, \ldots, p_n),$$
$$\alpha_2 = F_2(q_1, \ldots, q_n, p_1, \ldots, p_n).$$

Les constantes α_1 et α_2 devront être des fonctions des constantes $a_1, a_2, \ldots, a_{n-1}, h, b_1, b_2, \ldots, \beta$, et nous aurons, d'après une formule déjà trouvée, en remarquant que les coefficients $\dfrac{d\alpha_1}{dh}\dfrac{d\alpha_2}{d\beta}, \dfrac{d\alpha_1}{d\beta}\dfrac{d\alpha_2}{dh}$ sont nuls.

$$[t]\;(\alpha_1,\alpha_2) = \sum'_{n-1}\sum'_{n-1}\left\{ \frac{d\alpha_1}{db_i}\frac{d\alpha_2}{da_{i'}}(b_i,a_{i'}) + \frac{d\alpha_1}{da_i}\frac{d\alpha_2}{db_{i'}}(a_i,b_{i'}) + \frac{d\alpha_1}{db_i}\frac{d\alpha_2}{db_{i'}}(b_i,b_{i'}) + \frac{d\alpha_1}{da_i}\frac{d\alpha_2}{da_{i'}}(a_i,a_{i'}) \right\},$$

ce qui se réduit à

$$[v]\;(\alpha_1,\alpha_2) = \frac{d\alpha_1}{da_1}\frac{d\alpha_2}{db_1} - \frac{d\alpha_1}{db_1}\frac{d\alpha_2}{da_1} + \cdots + \frac{d\alpha_1}{da_{n-1}}\frac{d\alpha_2}{db_{n-1}} - \frac{d\alpha_1}{db_{n-1}}\frac{d\alpha_2}{da_{n-1}}.$$

42. Supposons que l'on substitue à $q_1, q_2, \ldots, q_n$ les variables $n_1, \ldots, n_n$, les constantes $a_1, \ldots, a_{n-1}, h, b_1, \ldots,$ ne changeront pas, et l'on aura, en posant $\dfrac{dT}{dn'_1} = m_1, \ldots, \dfrac{dT}{dn'_n} = m_n,$

$$\sum'_{n-1}\left(\frac{d\alpha_1}{da_i}\frac{d\alpha_2}{db_i} - \frac{d\alpha_1}{db_i}\frac{d\alpha_2}{da_i}\right) = \sum'_{n}\left(\frac{d\alpha_1}{dq_i}\frac{d\alpha_2}{dp_i} - \frac{d\alpha_1}{dp_i}\frac{d\alpha_2}{dq_i}\right) = \sum'_{n}\left(\frac{d\alpha_1}{dn_i}\frac{d\alpha_2}{dm_i} - \frac{d\alpha_1}{dm_i}\frac{d\alpha_2}{dn_i}\right).$$

Donc, quelles que soient les variables, deux intégrales données, combinées d'après la méthode de Poisson, donneront la même constante.

43. Cette proposition peut se démontrer directement de la manière suivante :

Posons
$$(m_i, m_{i'}) = \frac{dm_i}{dq_1}\frac{dm_{i'}}{dp_1} - \frac{dm_i}{dp_1}\frac{dm_{i'}}{dq_1} - \cdots - \frac{dm_i}{dp_n}\frac{dm_{i'}}{dq_n},$$

$$(n_i, m_{i'}) = \frac{dn_i}{dq_1}\frac{dm_{i'}}{dq_1} + \frac{dn_i}{dq_2}\frac{dm_{i'}}{dp_2} + \cdots.$$

n_i ne contenant que $q_1, \ldots, q_n$, on a $\dfrac{dn_i}{dp_1} = 0, \dfrac{dn_i}{dp_2} = 0,$ etc....

En partant des équations différentielles $\frac{dm_i}{dt} = -\frac{dH}{dn_i}, \frac{dn_i}{dt} = \frac{dH}{dm_i}$, on arriverait, comme au § II de la première partie, à deux groupes d'équations respectivement analogues aux équations [A].

$$[A'] \begin{cases} \sum_n^1 \left\{ \frac{dH}{dp_i}\left(\frac{dm_1}{dq_i} + \frac{dp_i}{dn_1}\right) + \frac{dH}{dq_i}\left(\frac{dq_i}{dn_1} - \frac{dm_1}{dp_i}\right) \right\}, \\ \sum_n^1 \left\{ \frac{dH}{dp_i}\left(\frac{dp_i}{dm_1} - \frac{dn_1}{dq_i}\right) \right\} = 0. \end{cases}$$

En comparant ces équations aux équations [18], on verrait que les coefficients de $\frac{dH}{dp_i}, \frac{dH}{dq_i}$, dans les équations de forme [A'], doivent être nuls, ce qui donne

$$\frac{dm_i}{dq_k} + \frac{dp_k}{dn_i} = 0, \quad \frac{dm_i}{dp_k} - \frac{dq_k}{dn_i} = 0, \quad \frac{dp_k}{dm_i} - \frac{dn_i}{dq_k} = 0,$$

d'où il est facile de déduire

$$(m_i, m_{i'}) = 0, \quad (n_i, m_i) = 1, \quad (n_i, n_{i'}) = 0, \quad (n_i, m_{i'}) = 0.$$

Or, on trouve facilement

$$(\alpha_1, \alpha_2) = \sum_n^1 \sum_n^1 \left\{ \frac{d\alpha_1}{dm_i}\frac{d\alpha_2}{dm_{i'}}(m_i, m_{i'}) + \frac{d\alpha_1}{dn_i}\frac{d\alpha_2}{dn_{i'}}(n_i, n_{i'}) + \frac{d\alpha_1}{dn_i}\frac{d\alpha_2}{dm_{i'}}(n_i, m_{i'}) + \frac{d\alpha_1}{dm_i}\frac{d\alpha_2}{dn_{i'}}(m_i, m_{i'}) \right\} ;$$

il suffirait, pour obtenir cette formule, de changer p_i^0 en m_i et q_i^0 en n_i dans l'expression de (α_1, α_2), que nous avons trouvée au n° 6 du § II déjà cité.

Il viendra donc

$$(\alpha_1, \alpha_2) = \sum_n^1 \sum_n^1 \left\{ \frac{d\alpha_1}{dn_i}\frac{d\alpha_2}{dm_i} - \frac{d\alpha_1}{dm_i}\frac{d\alpha_2}{dn_i} \right\}. \quad \text{C. Q. F. D.}$$

§ IV.

De la fonction S.

44. Nous avons supposé que les constantes $a_1, a_2, \dots a_{n-1}, h$ ne contenaient pas le temps explicitement. Admettons maintenant que, parmi ces constantes, se trouve celle à laquelle est ajouté le temps. h ne pourra plus faire partie de ces constantes, puisque l'on suppose que, combinées deux à deux, d'après la méthode de Poisson, elles donnent pour résultat zéro. Au lieu de h nous aurons β, par exemple, et les constantes en fonction desquelles nous exprimerons p_1, ... p_n seront $a_1, a_2, ..., a_{n-1}, \beta$. Si des intégrales :

$$[a']\quad\begin{cases} a_1 \;\;= F_1\;(q_1, ... q_n, p_1, ... p_n), \\ \cdot\;\cdot\;\cdot\;\cdot\;,\;\cdot\;\cdot\;\cdot\;\cdot\;\cdot\;\cdot\;\cdot \\ \cdot\;\cdot\;\cdot\;\cdot\;\cdot\;\cdot\;\cdot\;\cdot\;\cdot\;\cdot\;\cdot \\ a_{n-1} = F_{n-1}(q_1, ... q_n, p_1, ... p_n), \\ \beta + t = F_n\;(q_1, ... q_n, p_1, ... p_n), \end{cases}$$

on tire les valeurs de $p_1, ..., p_n$, et qu'on les substitue dans la fonction

$$p_1 dq_1 + p_2 dq_2 + ... + p_n dq_n,$$

on aura encore une différentielle exacte, si l'on considère t comme constant. Dans le cas contraire, pour que cette fonction représente une différentielle totale, il faut y ajouter un terme de la forme $K dt$, K étant une fonction de $(q_1, ... q_n, a, ... \beta, t)$ satisfaisant aux équations

$$[b']\qquad \left(\frac{dp_1}{dt}\right) = \frac{dK}{dq_1}, \left(\frac{dp_2}{dt}\right) = \frac{dK}{dq_2}, ..., \left(\frac{dp_n}{dt}\right) = \frac{dK}{dq_n},$$

dans lesquelles $\left(\frac{dp_i}{dt}\right)$ représente la dérivée par rapport au temps de p_i considéré comme fonction de $q_1, ... q_n, a_1, ..., \beta + t$. Je dis que $-H$ remplit ces conditions.

En effet, supposons que dans les valeurs de $p_1, ..., p_n$ tirées des équations $[a']$, nous substituions à $q_1, ..., q_n$ leurs valeurs en fonction du temps et des $2n$ constantes du problème supposé résolu. Les quantités $p_1, ..., p_n$ deviendront des fonctions des $2n$ constantes et du temps ; si l'on appelle $\frac{dp_1}{dt}$ la dérivée par rapport au temps de p_1 considéré sous ce point de vue, on aura :

$$\frac{dp_1}{dt} = -\frac{dH}{dq_1} = \left(\frac{dp_1}{dt}\right) + \frac{dp_1}{dq_1}\frac{dq_1}{dt} + ... + \frac{dp_1}{dq_n}\frac{dq_n}{dt}.$$

En différenciant par rapport à q_1 la quantité $H =$ fonction de

$(q_1, \ldots, q_n, p_1, \ldots, p_n)$, dans l'hypothèse où on a substitué à $p_1, \ldots, p_n$ leurs valeurs tirées des équations $[a']$, et en appelant $\left(\dfrac{d\mathrm{H}}{dq_1}\right)$ la dérivée après la substitution, on trouve :

$$\left(\frac{d\mathrm{H}}{dq_1}\right) = \frac{d\mathrm{H}}{dq_1} + \frac{d\mathrm{H}}{dp_1}\frac{dp_1}{dq_1} + \cdots + \frac{d\mathrm{H}}{dp_n}\frac{dp_n}{dq_1}.$$

Si l'on égale les deux valeurs de $\dfrac{d\mathrm{H}}{dq_1}$ tirées des deux dernières équations, on aura :

$$\left(\frac{dp_1}{dt}\right) + \frac{dp_1}{dq_1}\frac{dq_1}{dt} + \cdots + \frac{dp_1}{dq_n}\frac{dq_n}{dt} = -\left(\frac{a\mathrm{H}}{dq_1}\right) + \frac{d\mathrm{H}}{dp_1}\frac{dp_1}{dq_1} + \cdots + \frac{d\mathrm{H}}{dp_n}\frac{dp_n}{dq_1};$$

et à cause des équations différentielles $\dfrac{dq_1}{dt} = \dfrac{d\mathrm{H}}{dp_1}, \ldots, \dfrac{dq_n}{dt} = \dfrac{d\mathrm{H}}{dp_n}$, il reste

$$\left(\frac{dp_1}{dt}\right) = -\left(\frac{d\mathrm{H}}{dq_1}\right).$$

On trouverait de la même manière $\left(\dfrac{dp_2}{dt}\right) = -\left(\dfrac{d\mathrm{H}}{dq_2}\right), \ldots, \left(\dfrac{dp_n}{dt}\right) = -\left(\dfrac{d\mathrm{H}}{dq_n}\right)$.

45. Il est donc démontré que, si la fonction V peut s'obtenir par des quadratures, il en sera de même de $\displaystyle\int_0^t p_1 dq_1 + \cdots + p_n dq_n - \mathrm{H}dt$: cette expression n'est autre chose que la fonction S de M. Hamilton[*]; elle peut, en effet, s'écrire :

$$\int_0^t (p_1 q'_1 + p_2 q'_2 + \cdots + p_n q'_n - \mathrm{H})dt = \int_0^t (2\mathrm{T} - \mathrm{H})dt = \int_0^t (\mathrm{U} + \mathrm{T})dt = \mathrm{S}.$$

Il résulte de la forme de S que l'on a les équations :

$$\frac{d\mathrm{S}}{dq_1} = p_1, \quad \frac{d\mathrm{S}}{dq_2} = p_2, \ldots, \quad \frac{d\mathrm{S}}{dq_n} = p_n, \quad \frac{d\mathrm{S}}{dt} = \frac{d\mathrm{S}}{d\beta} = -\mathrm{H} = -h,$$

et, si l'on pose

$$\frac{d\mathrm{S}}{da_1} = -b_1, \quad \frac{d\mathrm{S}}{da_2} = -b_2, \ldots, \quad \frac{d\mathrm{S}}{da_{n-1}} = -b_{n-1},$$

il en résultera, comme pour la fonction V, les relations

$$(a_i, b_i) = 1, \quad (a_i, b_{i'}) = 0, \quad (b_i, b_{i'}) = 0,$$

---

[*] *Transactions philosophiques*, 1834.

et par suite, $(h, b_i) = 0$, $(\beta, h) = 1$. Or on a

$$\frac{db_i}{dt} = \left(\frac{db_i}{dt}\right) + \frac{db_i}{dq_1}\frac{dq_1}{dt} + \ldots + \frac{db_i}{dp_1}\frac{dp_1}{dt} + \ldots = \left(\frac{db_i}{dt}\right) + (b_i, h) = \left(\frac{db_i}{dt}\right).$$

De plus, on peut remarquer que b_i ne contient pas explicitement le temps quand il est exprimé en fonction de $q_1, \ldots, q_n, p_1, \ldots, p_n$, comme dans cette dernière équation. En effet, quand on a éliminé les constantes dans $b_i = -\dfrac{dS}{da_i} = $ fonct. de $(q_1, \ldots, q_n, a_1, \ldots, \beta + t)$, on a en même temps éliminé le temps qui est ajouté à la constante β.

Il en résulte donc que l'on a $\left(\dfrac{db_i}{dt}\right) = 0$, et par suite $\dfrac{db_i}{dt} = 0$.

Donc, les quantités $b_1, b_2, \ldots, b_{n-1}$ sont des constantes du problème.

46. De la relation $(b_i, b_{i'}) = 0$, il résulte que S pourra encore s'obtenir par des quadratures, pourvu qu'on le suppose exprimé en fonction de $q_1, \ldots, q_n, b_1, \ldots, b_{n-1}, \beta + t$.

Si l'on pose maintenant

$$\frac{dS}{db_1} = -\alpha_1, \quad \frac{dS}{db_2} = -\alpha_2, \ldots, \frac{dS}{db_{n-1}} = -\alpha_{n-1},$$

$\alpha_1, \alpha_2, \ldots, \alpha_{n-1}$ seront des constantes satisfaisant aux relations

$$(\alpha_{i'}, b_i) = -1, \quad (\alpha_i, b_i) = 0, \quad (\alpha_i, \alpha_{i'}) = 0,$$

et je dis de plus que l'on aura $\alpha_i = -a_i$.

En effet, quelles que soient les constantes $\alpha_1, \ldots, \alpha_{n-1}$, elles doivent nécessairement être des fonctions des constantes $a_1, \ldots, a_{n-1}, b_1, \ldots b_{n-1}$, et comme b_i ne les contient pas, on aura, en vertu de l'équation $[\nu]$,

$$1 = (b_i, \alpha_i) = -\frac{d\alpha_i}{da_i}, \quad \text{d'où} \quad \alpha_i = -a_i + \beta_i,$$

β_i ne pouvant contenir que les constantes $b_1, \ldots, b_{n-1}$.

Je vais maintenant prouver que l'on a $\beta_i = 0$.

Considérons, par exemple, les deux constantes conjuguées α_1 et b_1. On sait qu'il existe entre deux pareilles constantes les relations

$$\frac{d\alpha_1}{dq_1} = -\left(\frac{dp_1}{db_1}\right) \qquad \frac{d\alpha_1}{dp_1} = \left(\frac{dq_1}{db_1}\right).$$

p_1 et q_1 sont considérés dans $\left(\frac{dp_1}{db_1}\right)$ et $\left(\frac{dq_1}{db_1}\right)$ comme des fonctions de $\alpha_1, \ldots, \alpha_{n-1}, h, b_1, \ldots, b_{n-1}, \beta + t$.

Je mets des parenthèses, parce que $\alpha_1, \ldots, \alpha_{n-1}$, contenant $b_1, \ldots, b_{n-1}$, on n'a pris que la dérivée partielle par rapport à b_1.

Multiplions maintenant les deux membres de la première de ces deux équations par $\frac{dq_1}{db_1}$, les deux membres de la deuxième par $\frac{dp_1}{db_1}$. Agissons de même à l'égard de $\frac{d\alpha_1}{dq_2}, \frac{d\alpha_1}{dp_2}$, etc. Ajoutons ensuite ces produits, et remarquons que l'on a

$$\frac{dq_1}{db_1} = \frac{da_1}{dp_1}, \qquad \frac{dp_1}{db_1} = -\frac{da_1}{dq_1},$$

en appelant $\frac{dq_1}{db_1}, \frac{dp_1}{db_1}$ les dérivées par rapport à b_1 de p_1, q_1, considérées comme fonctions de $(a_1, \ldots, a_{n-1}, \ldots, b_1, \ldots, b_{n-1}, \beta + t)$. On trouvera ainsi

$$[c'] \quad \frac{d\alpha_1}{dq_1}\frac{dq_1}{db_1} + \frac{d\alpha_1}{dq_2}\frac{dq_2}{db_1} + \cdots + \frac{d\alpha_1}{dp_1}\frac{dp_1}{db_1} + \cdots = -\sum\left\{\frac{da_1}{dp_i}\left(\frac{dp_i}{db_1}\right) + \frac{da_1}{dq_i}\left(\frac{dq_i}{db_1}\right)\right\}.$$

Or, si dans $a_1 = $ fonct. de $(q_1, \ldots, q_n, p_1, \ldots, p_n)$ on substitue à $p_1, \ldots, p_n$ leurs valeurs en fonction de $(b_1, \ldots, b_{n-1}, a_1 + \beta_1, \ldots, a_{n-1} + \beta_{n-1})$, comme les termes $\beta_1, \ldots, \beta_{n-1}$ ne contiennent pas $a_1, \ldots, a_{n-1}$, on devra trouver l'identité $a_1 = a_1$.

Donc, si on différencie par rapport à b_1 cette valeur de a_1 en y supposant que $p_1, \ldots, p_n$ aient la forme dont je viens de parler, on devra trouver pour résultat zéro.

Par conséquent le deuxième membre de l'égalité $[c']$ est nul, puisqu'il est égal à $\frac{da_1}{db_1}$. Le premier membre étant évidemment égal à $\frac{d\alpha_1}{db_1}$, il s'ensuit que l'on a $\frac{d\alpha_1}{db_1} = 0$.

Si, au lieu de multiplier les quantités $\frac{d\alpha_1}{dq_1}, \frac{d\alpha_1}{dp_1}$, par $\frac{dq_1}{db_1}, \frac{dp_1}{db_1}$, nous les avions multipliées par $\frac{dq_1}{db_2}, \frac{dp_1}{db_2}, \frac{dq_1}{db_3}, \ldots$, etc., nous aurions trouvé de la même manière

$$\frac{d\alpha_1}{db_2}=0,\quad \frac{d\alpha_1}{db_3},\quad \ldots,\quad \frac{d\alpha_1}{db_{n-1}}=0,$$

il en résulte donc que l'on a $\beta_1=0$, et par suite $-\alpha_1=a_1$; on aurait de même

$$-\alpha_2=a_2,\quad \ldots,\quad -\alpha_{n-1}=a_{n-1},$$

et par conséquent, nous aurons entre les constantes conjuguées les équations suivantes, qui sont de forme *canonique*,

$$\frac{dS}{da_1}=-b_1,\quad \frac{dS}{da_2}=-b_2,\quad \ldots,\quad \frac{dS}{da_{n-1}}=-b_{n-1},\quad \frac{dS}{dt}=\frac{dS}{d\beta}=-h,$$

$$\frac{dS}{db_1}=a_1,\quad \frac{dS}{db_2}=a_2,\quad \ldots,\quad \frac{dS}{db_{n-1}}=a_{n-1}.$$

47. Nous avons trouvé entre les valeurs initiales des variables, les relations

$$(q^0_i,p^0_i)=1,\quad (q^0_i,p^0_{i'})=0,\quad (q^0_i,q^0_{i'})=0,\quad (p^0_i,p^0_{i'})=0.$$

Les constantes $q^0_1,\ldots,q^0_n,p^0_1,\ldots,p^0_n$, sont donc liées par les mêmes équations que les constantes $a_1,\ldots,a_{n-1},\beta,b_1,\ldots,b_{n-1},h$.

Donc, d'après ce qui a été démontré dans le numéro précédent, si l'on suppose S exprimée en fonction de $q_1,\ldots,q_n,q^0_1,\ldots,q^0_n,t$, on devra avoir

$$\frac{dS}{dq^0_1}=-p^0_1,\quad \frac{dS}{dq^0_2}=-p^0_2,\quad \ldots,\quad \frac{dS}{dq^0_n}=-p^0_n,$$

et, dans le cas où S est exprimée en fonction de $q_1,\ldots,q_n,p^0_1,\ldots,p^0_n,t$, on aura

$$\frac{dS}{dp^0_1}=q^0_1,\quad \frac{dS}{dp^0_2}=q^0_2,\quad \ldots,\quad \frac{dS}{dp^0_n}=q^0_n.$$

§ V.

Propriété remarquable de la fonction S.

48. La fonction S peut être considérée sous un autre point de vue, et regardée comme la *fonction principale* d'une équation aux différences partielles que nous allons déterminer.

Nous avons trouvé, en effet, $\dfrac{dS}{dt} = -H = $ fonct. $(q_1, \ldots, q_n, p_1, \ldots, p_n)$. Si l'on considère H comme fonction de $q_1, \ldots, q_n, p_1, \ldots, p_n$, et qu'on substitue aux variables $p_1, \ldots, p_n$, les quantités $\dfrac{dS}{dq_1}, \ldots, \dfrac{dS}{dq_n}$, qui leur sont respectivement égales, on aura l'équation aux différences partielles dont je viens de parler.

Si l'on suppose $t = 0$ dans l'égalité $\dfrac{dS}{dt} = -H$, et qu'on y remplace ensuite $p^0_1, \ldots, p^0_n$, par leurs valeurs trouvées plus haut, $-\dfrac{dS}{dq^0_1}, \ldots, -\dfrac{dS}{dq^0_n}$, on obtiendra une nouvelle équation aux différences partielles.

M. Hamilton avait cru d'abord que S devait satisfaire à ces deux équations à la fois. Mais Jacobi a démontré qu'il suffisait d'avoir une *solution complète* de la première équation, pour trouver les n intégrales qui complètent la solution du problème.

49. Voyons quelle est la forme de cette équation différentielle. Remarquons que T, qui est une fonction homogène du second degré par rapport à $q'_1, \ldots, q'_n$, sera de la forme

$$T = \tfrac{1}{2} \sum_n{}' \sum_n{}' a_{i,i'} q'_i q'_{i'} = \tfrac{1}{2} \sum_n{}' \left(a_{i,1} q'_i q'_1 + a_{i,2} q'_i q'_2 + \ldots + a_{i,n} q'_i q'_n \right),$$

$a_{i,i'}$ étant un coefficient qui est fonction de $q_1, \ldots, q_n$*. Comme d'ail-

---

* Il est facile de voir que l'on a $a_{i,i'} = a_{i',i}$. Car le coefficient de $q'_i q'_{i'}$ est $\dfrac{dx_1}{dq_i}\dfrac{dx_1}{dq_{i'}} + \dfrac{dx_2}{dq_i}\dfrac{dx_2}{dq_{i'}} +$ etc. Celui de $q'_{i'} q'_i$ est $\dfrac{dx_1}{dq_{i'}}\dfrac{dx_1}{dq_i} + \dfrac{dx_2}{dq_{i'}}\dfrac{dx_2}{dq_i} +$ etc... Donc, etc.

leurs on a $H = U - T$, si nous déterminons $q'_1, \ldots, q'_n$, en fonction de $p_1, \ldots, p_n$, nous aurons immédiatement l'équation différentielle cherchée.

Si nous remarquons que l'on a $a_{i,i'} = a_{i',i}$, il sera facile de voir que $\frac{1}{2}\frac{d}{dq'_i}\sum_n^1\sum_n^1 a_{i,i'}q'_i q'_{i'} = \sum_n^1 a_{i,i'}q'_i$, et nous aurons les n équations suivantes pour déterminer $q'_1, \ldots, q'_n$:

$$p_1 = \frac{dT}{dq'_1} = \sum_n^1 a_{i,1}q'_1 = a_{1,1}q'_1 + a_{2,1}q'_1 + \ldots + a_{n,1}q'_n,$$

$$p_2 = \frac{dT}{dq'_2} = \sum_n^1 a_{i,2}q'_1 = a_{1,2}q'_1 + a_{2,2}q'_2 + \ldots + a_{n,2}q'_n,$$

$$\cdots\cdots\cdots\cdots\cdots\cdots\cdots\cdots\cdots\cdots\cdots$$

$$p_n = \frac{dT}{dq'_n} = \sum_n^1 a_{i,n}q'_1 = a_{1,n}q'_1 + a_{2,n}q'_2 + \ldots + a_{n,n}q'_n.$$

Les valeurs des inconnues $q'_1, \ldots, q'_n$ seront données par des fonctions du premier degré et homogènes par rapport à $p_1, \ldots, p_n$; et en substituant ces valeurs dans T, nous aurons une fonction homogène et du second degré par rapport à $p_1, \ldots, p_n$. En remplaçant enfin $p_1, \ldots, p_n$ par $\frac{dS}{dq_1}, \ldots, \frac{dS}{dq_n}$ dans l'équation $\frac{dS}{dt} = U - T$, nous aurons l'équation aux différences partielles qu'il s'agissait de trouver.

Le principe des forces vives pouvant s'appliquer ici, on a

$$T - U = \text{constante} = -h,$$

et l'équation devient :

$$T - \text{fonction de}\left(\frac{dS}{dq_1}, \ldots, \frac{dS}{dq_n}\right) = U + h.$$

50. Il y a un cas où cette équation s'obtient immédiatement, c'est lorsque T ne contient que les termes pour lesquels on a $i' = i$. On a, en effet dans cette hypothèse :

$$T = \frac{1}{2}\sum_n^1 a_{i,i}q'^2_i, \quad p_i = \frac{dS}{dq_i} = a_{i,i}q'_i,$$

d'où
$$T = \frac{1}{2}\sum_n^1 \frac{1}{a_{i,i}}\left(\frac{dS}{dq_i}\right)^2,$$

et l'équation aux différences partielles sera :

$$\sum_{n}^{1} \frac{1}{a_{i,i}} \left(\frac{dS}{dq_i}\right)^2 = 2(U+h).$$

Si le système est libre, on a, en appelant μ_i la masse d'un point x_i, y_i, z_i,

$$T = \tfrac{1}{2} \sum \mu_i (x_i'^2 + y_i'^2 + z_i'^2);$$

et si, pour se débarrasser des masses, on pose $x_1\sqrt{\mu_1}=n_1$, $x_2\sqrt{\mu_2}=n_2$, il vient $T=\tfrac{1}{2}\sum(n_1'^2+n_2'^2+n_3'^2+\text{etc.})$, ce qui donne pour l'équation aux différences partielles,

$$2(U+h)=\left(\frac{dS}{dn_1}\right)^2+\left(\frac{dS}{dn_2}\right)^2+\cdots+\left(\frac{dS}{dn_r}\right)^2=\sum_{r}^{1}\left(\frac{dS}{dn_i}\right)^2.$$

51. Supposons que le système soit soumis à des liaisons, et que n_1, n_2, etc., soient exprimées en fonction des nouvelles variables q_1, $q_2, \ldots, q_n$, de manière que T ne renferme que les carrés de $q_1', \ldots q_n'$. La quantité que nous avons appelée $a_{i,i}$ sera évidemment :

$$\left(\frac{dn_1}{dq_i}\right)^2+\left(\frac{dn_2}{dq_i}\right)^2+\cdots+\left(\frac{dn_r}{dq_i}\right)^2,$$

et par conséquent on aura :

$$[d] \qquad 2(U+h)=\sum_{n}^{1}\frac{1}{\left(\frac{dn_1}{dq_i}\right)^2+\left(\frac{dn_2}{dq_i}\right)^2+\cdots+\left(\frac{dn_r}{dq_i}\right)^2}\left(\frac{dS}{dq_i}\right)^2.$$

52. On pourrait arriver directement à cette équation en faisant le changement des variables dans la fonction S. Il résulte en effet de la valeur $\int_0^t (U+T)dt$ de cette fonction, qu'elle ne change pas de forme quand on change de variable. On a par conséquent :

$$\frac{dS}{dn_i}=\frac{dS}{dq_1}\frac{dq_1}{dn_i}+\frac{dS}{dq_2}\frac{dq_2}{dn_i}+\cdots+\frac{dS}{dq_n}\frac{dq_n}{dn_i}.$$

Si l'on veut que les *doubles produits* soient nuls , dans le carré des expressions de cette forme, on trouvera

$$[e'] \quad \left(\frac{dS}{dq_1}\right)^2 \sum_r^1 \left(\frac{dq_1}{dn_i}\right)^2 + \left(\frac{dS}{dq_2}\right)^2 \sum_r^1 \left(\frac{dq_2}{dn_i}\right)^2 + \dots + \left(\frac{dS}{dq_n}\right)^2 \sum_r^1 \left(\frac{dq_n}{dn_i}\right)^2$$

$$= \sum_r^1 \left(\frac{dS}{dn_i}\right)^2 = 2\,(U + h).$$

Pour que les équations $[e']$ et $[d']$ soient identiques, il faut que l'on ait, en prenant deux termes quelconques :

$$\frac{1}{\left(\frac{dn_1}{dq_i}\right)^2 + \left(\frac{dn_2}{dq_i}\right)^2 + \dots + \left(\frac{dn_r}{dq_i}\right)^2} = \left(\frac{dq_i}{dn_1}\right)^2 + \left(\frac{dq_i}{dn_2}\right)^2 + \dots + \left(\frac{dq_i}{dn_r}\right)^2.$$

Prenons, par exemple, le cas de $i = 1$, et comparons les n équations $[f']$ qui expriment que les coefficients des produits $\frac{dS}{dq_1}\frac{dS}{dq_2}, \dots, \frac{dS}{dq_1}\frac{dS}{dq_n}$, sont nuls, avec les n équations $[g']$, que l'on obtient en considérant la variable q_1 comme fonction de $n_1, \dots, n_r$, et ces dernières variables comme des fonctions de $q_1, \dots q_n$.

$$[f'] \begin{cases} \left(\frac{dq_1}{dn_1}\right)^2 + \left(\frac{dq_n}{dn_2}\right)^2 + \dots + \left(\frac{dq_1}{dn_r}\right)^2 \sum_r^1 \left(\frac{dq_1}{dn_i}\right)^2, \\[2mm] \frac{dq_1}{dn_1}\frac{dq_2}{dn_1} + \frac{dq_1}{dn_2}\frac{dq_2}{dn_2} + \dots + \frac{dq_1}{dn_r}\frac{dq_2}{dn_r} = 0, \\[2mm] \cdot \quad \cdot \quad \cdot \quad \cdot \quad \cdot \quad \cdot \quad \cdot \quad \cdot \quad \cdot \\[2mm] \frac{dq_1}{dn_1}\frac{dq_n}{dn_1} + \frac{dq_1}{dn_2}\frac{dq_n}{dn_2} + \dots + \frac{dq_1}{dn_r}\frac{dq_n}{dn_r} = 0. \end{cases}$$

$$[g'] \begin{cases} \frac{dq_1}{dn_1}\frac{dn_1}{dq_1} + \frac{dq_1}{dn_2}\frac{dn_2}{dq_1} + \dots + \frac{dq_1}{dn_r}\frac{dn_r}{dq_1} = 1, \\[2mm] \frac{dq_2}{dn_1}\frac{dn_1}{dq_1} + \frac{dq_2}{dn_2}\frac{dn_2}{dq_1} + \dots + \frac{dq_2}{dn_r}\frac{dn_r}{dq_1} = 0, \\[2mm] \cdot \quad \cdot \quad \cdot \quad \cdot \quad \cdot \quad \cdot \quad \cdot \quad \cdot \quad \cdot \\[2mm] \frac{dq_n}{dn_1}\frac{dn_1}{dq_1} + \frac{dq_n}{dn_2}\frac{dn_2}{dq_1} + \dots + \frac{dq_n}{dn_r}\frac{dn_r}{dq_1} = 0. \end{cases}$$

Si l'on multiplie les deux membres des équations du groupe $[g']$ par $\sum_r^1 \left(\frac{dq_1}{dn_i}\right)^2$, les deux groupes $[f']$ et $[g']$, auront les mêmes coefficients et les inconnues $\frac{dq_1}{dn_1}, \frac{dq_1}{dn_2}, \dots, \frac{dq_1}{dn_r}$, du groupe $[f']$ devront être respectivement égales aux inconnues du groupe $[g']$ qui sont devenues $\frac{dn_1}{dq_1} \sum_r^1 \left(\frac{dq_1}{dn_i}\right)^2, \frac{dn_2}{dq_1} \sum_r^1 \left(\frac{dq_1}{dn_i}\right)^2, \dots, \frac{dn_r}{dq_1} \sum_r^1 \left(\frac{dq_1}{dn_i}\right)^2$, on aura donc

$$\frac{dq_1}{dn_1} = \frac{dn_1}{dq_1} \sum_r^1 \left(\frac{dq_1}{dn_i}\right)^2, \dots, \frac{dq_1}{dn_2} = \frac{dn_2}{dq_1} \sum_r^1 \left(\frac{dq_1}{dn_i}\right)^2, \dots, \frac{dq_1}{dn_r} = \frac{dn_r}{dq_1} \sum_r^1 \left(\frac{dq_1}{dn_i}\right)^2.$$

En multipliant la première équation par $\dfrac{dn_1}{dq_1}$, la deuxième par $\dfrac{dn_2}{dq_1}$, etc., et en ajoutant, on trouve

$$1 = \sum_r^1 \left(\frac{dn_i}{dq_1}\right)^2 \sum_r^1 \left(\frac{dq_1}{dn_i}\right)^2,$$

ou
$$\frac{1}{\left(\dfrac{dn_1}{dq_1}\right)^2 + \left(\dfrac{dn_2}{dq_1}\right)^2 + \cdots + \left(\dfrac{dn_r}{dq_1}\right)^2} = \left(\frac{dq_1}{dn_1}\right)^2 + \cdots + \left(\frac{dq_1}{dn_r}\right)^2.$$

On aurait évidemment n équations analogues à celles-là, en mettant $q_2, q_3, \ldots, q_n$, au lieu de q_1.

TROISIÈME PARTIE.

APPLICATION, A QUELQUES EXEMPLES, DES THÉORIES QUI PRÉCÈDENT.

§ Ier.

Mouvement d'un point attiré vers deux centres fixes par deux forces inversement
proportionnelles au carré de la distance.

53. Prenons pour plans de coordonnées, trois plans rectangulaires dont l'origine soit au milieu de la droite AB, qui joint les deux
points fixes, et dirigeons, suivant cette ligne, l'axe des x.

Posons $\qquad$ AB $= 2a$, $\quad$ AM $= v$, $\quad$ MB $= v'$.

Je suppose d'abord la vitesse initiale du point M, dirigée dans le
plan fixe MAB, et j'appelle m et m' les masses des points A et B. Les
équations du mouvement seront, en remarquant que $U = \dfrac{m}{v} + \dfrac{m'}{v'}$,

$$\frac{dx'}{dt} = \frac{dU}{dx} = -m\,\frac{x+a}{v^3} - m'\,\frac{x-a}{v'^3}, \qquad \frac{dx}{dt} = x',$$

$$\frac{dy'}{dt} = \frac{dU}{dy} = -m\,\frac{y}{v^3} - m'\,\frac{y}{v'^3}, \qquad \frac{dy}{dt} = y',$$

$$\frac{dz'}{dt} = \frac{dU}{dz} = -m\,\frac{z}{v^3} - m'\,\frac{z}{v'^3}, \qquad \frac{dz}{dt} = z'.$$

On voit immédiatement que $yz' - zy' = \text{const.} = \gamma$, est une
intégrale, telle que nous l'avons définie, car sa différentielle
$d\gamma = 0$ est identiquement satisfaite par les équations du mouvement

54. Pour avoir une seconde intégrale, j'élimine tour à tour les termes en v^3 et v'^3 entre la première et chacune des deux autres équations différentielles du mouvement, ce qui me donne les quatre équations

$$[1]\ \frac{d}{dt}\left\{(x+a)y'-yx'\right\}=-\frac{2m'ay}{v'^3}, \qquad [2]\ \frac{d}{dt}\left\{(x+a)z'-zx'\right\}=-\frac{2m'az}{v'^3},$$

$$[3]\ \frac{d}{dt}\left\{(x-a)y'-yx'\right\}=\frac{2may}{v^3}, \qquad [4]\ \frac{d}{dt}\left\{(x+a)z'-zx'\right\}=\frac{2maz}{v^3}.$$

En multipliant l'équation [1] par $(x-a)y'-yx'$, l'équation [3] par $(x+a)y'-yx'$ et en ajoutant ensuite, on trouve

$$\frac{d}{dt}\left\{(xy'-yx')^2-a^2y'^2\right\}=2ay\left\{\frac{m[(x+a)y'-yx']}{v^3}-\frac{m'[(x-a)y'-yx']}{v'^3}\right\},$$

les équations [2] et [4], ainsi combinées, donneraient de même

$$\frac{d}{dt}\left\{(xz'-zx')^2-a^2z'^2\right\}=2az\left\{\frac{m[(x+a)z'-zx']}{v^3}-\frac{m'[(x-a)z'-zx']}{v'^3}\right\},$$

ces deux nouvelles équations ajoutées ensemble donnent la suivante

$$\frac{d}{dt}\left\{(xy'-yx')^2+(xz'-zx')^2-a^2(y'^2+z'^2)\right\}=$$

$$-\frac{m'a\frac{d}{dt}\left\{\left(\frac{z}{x-a}\right)^2+\left(\frac{y}{x-a}\right)^2\right\}}{\left\{1+\left(\frac{z}{x-a}\right)^2+\left(\frac{y}{x-a}\right)^2\right\}^{\frac{3}{2}}}+\frac{ma\frac{d}{dt}\left\{\left(\frac{z}{x+a}\right)^2+\left(\frac{y}{x+a}\right)^2\right\}}{\left\{1+\left(\frac{z}{x+a}\right)^2+\left(\frac{y}{x+a}\right)^2\right\}^{\frac{3}{2}}},$$

d'où l'on déduira, pour seconde intégrale,

$$(xy'-yx')^2+(xz'-zx')^2-a^2(y'^2+z'^2)+\frac{2ma(x+a)}{\{(x+a)^2+y^2+z^2\}^{\frac{1}{2}}}-\frac{2m'a(x-a)}{\{(x-a)^2+y^2+z^2\}^{\frac{1}{2}}}=\text{const.}=\delta,$$

l'équation des forces vives est

$$H=\tfrac{1}{2}(x'^2+y'^2+z'^2)-\frac{m'}{\{(x-a)^2+y^2+z^2\}^{\frac{1}{2}}}-\frac{m}{\{(x+a)^2+y^2+z^2\}^{\frac{1}{2}}}=\text{const.}=h.$$

55. Pour que la fonction $V=\int x'dx+y'dy+z'dz$ puisse s'obtenir, il faut que les constantes γ, δ, h satisfassent aux trois relations

$$(h,\delta)=0, \quad (h,\gamma)=0, \quad (\gamma,\delta)=0.$$

Les deux premières sont évidemment satisfaites, puisque γ et δ ne contiennent pas le temps explicitement. Je vais prouver que l'on a aussi $(\gamma,\delta)=0$.

56. Pour arriver facilement à cette égalité, il est bon de faire les remarques suivantes.

Si l'on pose $xy'-yx'=\alpha$, $xz'-zx'=\beta$ il en résultera, comme il est facile de le constater, $(\alpha,\beta)=-\gamma$, $(\alpha,\gamma)=\beta$.

Multiplions (α,β) par 2β, (α,γ) par 2γ et ajoutons; on aura

$$2\beta(\alpha,\beta)+2\gamma(\alpha,\gamma)=0,$$

or, $\quad 2\beta(\alpha,\beta)=2\beta\frac{d\beta}{dx'}\frac{d\alpha}{dx}-2\beta\frac{d\beta}{dx}\frac{d\gamma}{dx'}+2\beta\frac{d\beta}{dy'}\frac{d\alpha}{dy}-\ldots=(\alpha,\beta^2),$

$$2\gamma(\alpha,\gamma)=2\gamma\frac{d\gamma}{dx'}\frac{d\alpha}{dx}-2\gamma\frac{d\gamma}{dx}\frac{d\alpha}{dx'}+2\gamma\frac{d\gamma}{dy'}\frac{d\alpha}{dy}+\ldots=(\alpha,\gamma^2),$$

donc, $\qquad (\alpha,\beta^2)+(\alpha,\gamma^2)=(\alpha,\beta^2+\gamma^2)=0.$

On aurait de même $(\gamma,\alpha^2+\beta^2)=0$.

Si l'on remarque que l'on a $(\alpha,\alpha)=0$ d'où $2\alpha(\alpha,\alpha)=(\alpha,\alpha^2)=0$, on en tirera facilement

$$(\alpha,\beta^2+\gamma^2\pm\alpha^2)=0.$$

On aurait, par suite, $(\alpha,\sqrt{\beta^2+\gamma^2\pm\alpha^2})=\dfrac{1}{\sqrt{\beta^2+\gamma^2\pm\alpha^2}}(\alpha,\beta^2+\gamma^2\pm\alpha^2)=0.$

57. Cela posé, en remarquant que l'on a

$$\delta=\alpha^2+\beta^2-2a^2(h-x'^2)+2ax\left(\frac{m}{v}-\frac{m'}{v'}\right),$$

on pourra écrire (γ,δ) de la manière suivante :

$$(\gamma,\delta)=(\gamma,\alpha^2+\beta^2)-2a^2(\gamma,h)+2a^2(\gamma,x'^2)+2ax\left\{\frac{m'}{2v'^3}(\gamma,v'^2)-\frac{m}{2v^3}(\gamma,v^2)\right\},$$

comme γ ne contient ni x ni x' on doit en conclure

$$(\gamma,x'^2)=0,\quad (\gamma,v^2)=(\gamma,y^2+z^2),\quad (\gamma,v'^2)=(\gamma,y^2+z^2);$$

or, on trouve $(\gamma,y^2+z^2)=2zy-2yz=0$. Donc il reste $(\gamma,\delta)=0$.

58. Nous avons supposé que le point M avait une vitesse initiale dirigée dans le plan MAB. Admettons maintenant que cette vitesse soit quelconque. Le plan MAB ne pourra plus être regardé comme fixe, et son angle de rotation θ sera donné par la formule

$$(y^2+z^2)\frac{d\theta}{dt}=\text{const.}=\mathrm{K}^2\,;$$

d'après un principe des mouvements relatifs, nous pourrons regarder le plan MAB comme fixe, si nous supposons appliquée au point M une force dont les composantes suivant les axes des y et des z soient $\frac{k^2y}{(y^2+z^2)}$, $\frac{k^2z}{(y^2+z^2)}$. Il faudra donc ajouter ces quantités aux valeurs de $\frac{dy'}{dt}$ et $\frac{dz'}{dt}$ que nous avons trouvées.

On peut voir facilement que la valeur de δ devra être augmentée de $k^2\frac{x^2-a^2}{y^2+z^2}$ et comme l'on a

$$\left(\gamma,k^2\frac{x^2-a^2}{y^2+z^2}\right)=k^2\left(\gamma,\frac{x^2-a^2}{y^2+z^2}\right)=k^2\left\{\frac{1}{y^2+z^2}(\gamma,x^2)+(x^2-a^2)\left(\gamma,\frac{1}{y^2+z^2}\right)\right\}=0,$$

(γ,δ) sera encore nul, et par suite δ remplira encore les conditions voulues pour que $x'dx+y'dy+z'dz$ puisse s'intégrer.

59. Si nous résolvons les trois intégrales trouvées par rapport à x', y', z' et que nous substituions ces valeurs dans

$$\mathrm{V}=\int_0^t x'dx+y'dy+z'dz\,,$$

nous aurons, pour déterminer les constantes g_1, g_2, g_3 qu'il restait à trouver, à effectuer les trois quadratures suivantes :

$$\frac{d\mathrm{V}}{d\gamma}=\int_0^t\left(\frac{dx'}{d\gamma}dx+\frac{dy'}{d\gamma}dy+\frac{dz'}{d\gamma}dz\right)=-g_1\,,$$

$$\frac{d\mathrm{V}}{d\delta}=\int_0^t\left(\frac{dx'}{d\delta}dx+\frac{dy'}{d\delta}dy+\frac{dz'}{d\delta}dz\right)=-g_2\,,$$

$$\frac{d\mathrm{V}}{dh}=\int_0^t\left(\frac{dx'}{dh}dx+\frac{dy'}{dh}dy+\frac{dz'}{dh}dz\right)=g_3+t.$$

Cherchons les coefficients de dx, dy, dz. Posons, pour abréger,

$$2A = y^2 + z^2 + x^2 + a^2,$$

$$2Q = 4(h+U)(A-a^2) + \frac{2ma(x+a)}{\rho} - \frac{2m'a(x-a)}{\rho'} - \delta^2 - \gamma^2,$$

$$2R = 2(h+U)(a^2-x^2) - \frac{2ma(x+a)}{\rho} + \frac{2m'a(x-a)}{\rho'} + \delta.$$

En partant de la formule

$$(xy'-yx')^2 + (xz'-zx')^2 + (yz'-zy')^2 = (x'^2+y'^2+z'^2)(x^2+y^2+z^2)$$
$$- (xx'+yy'+zz')^2,$$

ou

$$\delta + \gamma^2 + 2a^2(h-x'^2) - 2ax\left(\frac{m}{\rho} - \frac{m'}{\rho'}\right) = 2(U+h)(2A-a^2) - (xx'+yy'+zz')^2,$$

on trouve

$$y' = \frac{-\gamma z - y\left(xx' - \sqrt{a^2x'^2+2Q}\right)}{y^2+z^2}, \quad z' = \frac{\gamma y - z\left(xx' - \sqrt{a^2x'^2+2Q}\right)}{y^2+z^2};$$

d'un autre côté on trouve directement

$$x'^2 = \frac{Qx^2 + AR + \sqrt{Q^2x^4 + Rx^2(2QA + a^2R)}}{A^2 - a^2x^2},$$

d'où

$$x'\frac{dx'}{dy} = \frac{-\gamma x^2\left\{\sqrt{Q^2x^4 + Rx^2(2QA+a^2R)} + Qx^2 + AR\right\}}{2(A^2 - a^2x^2)\sqrt{Q^2x^4 + Rx^2(2QA+a^2R)}},$$

$$\frac{dx'}{dy} = \frac{-\gamma x^2 x'}{\sqrt{Q^2x^4 + Rx^2(2QA+a^2R)}} = \frac{-\gamma x^2\sqrt{Qx^2 + AR + \sqrt{Q^2x^4 + Rx^2(2QA+a^2R)}}}{2\sqrt{A^2 - a^2x^2}\sqrt{Q^2x^4 + Rx^2(2QA+a^2R)}},$$

$$\frac{dy'}{dy} = \frac{-1}{y^2+z^2}\left(z + yx\frac{dx'}{dy} - y\frac{a^2x'\frac{dx'}{dy} - \gamma}{\sqrt{a^2x'^2+2Q}}\right),$$

$$\frac{dz'}{dy} = \frac{1}{y^2+z^2}\left(-y + zx\frac{dx'}{dy} - z\frac{a^2x'\frac{dx'}{dy} - \gamma}{\sqrt{a^2x'^2+2Q}}\right).$$

Le plan passant par l'axe des x on a $\gamma = 0$, et par suite $\dfrac{dx'}{d\gamma} = 0$, puisque cette expression contient γ en facteur. Il restera donc

$$\frac{dV}{d\gamma} = \int \frac{y\,dz - z\,dy}{y^2 + z^2} = -g_1 \quad \text{ou} \quad \text{arc tang} \frac{z}{y} = -g_1,$$

c'est en effet ce que donne l'équation $yz' - y'z = \gamma = 0$.

60. Pour avoir g_2, remarquons que $\dfrac{dV}{d\delta}$ remplissant les conditions d'intégrabilité, il faudrait, conformément aux règles du calcul intégral, former $\int \dfrac{dx'}{d\delta}\,dx$ en considérant y et z comme constant, puis intégrer successivement $\int \dfrac{dy'}{d\delta}\,dy$, $\int \dfrac{dz'}{d\delta}\,dz$, en ne prenant pas les termes qui contiennent x.

Mais comme ici $\dfrac{dy'}{d\delta}$ et $\dfrac{dz'}{d\delta}$ ne contiennent pas de termes indépendants de cette variable, il suffira de former $\int \dfrac{dx'}{d\delta}\,dx$ et l'on aura

$$-g_2 = \int \frac{dx'}{d\delta}\,dx = \int \frac{(A-x^2)\sqrt{Q^2 x^2 + R(2QA + a^2 R)} + Qx(A-x^2) - R.x(A-a^2)}{2\sqrt{(A^2 - a^2 x^2)\{Q^2 x^2 + R(2QA + a^2 R)\}}\sqrt{Qx^2 + AR + x\sqrt{Q^2 x^2 + R(2QA + a^2 R)}}}\,dx$$

On aurait de même la formule qui contient le temps par la quadrature suivante, dans laquelle y et z doivent être considérés comme constants :

$$g_3 + t = \int \frac{dx'}{dh}\,dx =$$
$$\left\| \int \frac{\sqrt{Q^2 x^2 + R(2QA + a^2 R)}\{2x^2(A-a^2) - A(x^2 - a^2)\} + 2x\{(A-a^2)(Qx^2 + AR)\} - x(x^2 - a^2)(QA + a^2 R)}{2\sqrt{(A^2 - a^2 x^2)\{Q^2 x^2 + R(2QA + a^2 R)\}}\sqrt{Qx^2 + AR + x\sqrt{Q^2 x^2 + R(2QA + a^2 R)}}}\,dx\right.$$

§ II.

Mouvement d'un point attiré vers un centre fixe.

61. Supposons, dans ces formules, $a = 0$; nous aurons le mouvement d'un point attiré vers un centre fixe et situé dans un plan quelconque, pourvu que l'on n'ait pas $\gamma = 0$.

8

Dans ce cas particulier, on aura

$$\delta = (xy' - yx')^2 + (xz' - zx')^2,$$

et les formules précédentes deviendront

$$x' = \frac{x\sqrt{2Q} + \sqrt{(y^2+z^2)\delta - \gamma^2 x^2}}{v^2}, \quad y' = \frac{-\gamma z v^2 - y\left\{ x\sqrt{(y^2+z^2)\delta - \gamma^2 x^2} - (y^2+z^2)\sqrt{2Q} \right\}}{v^2(y^2+z^2)},$$

$$z' = \frac{\gamma y v^2 - z\left\{ x\sqrt{(y^2+z^2)\delta - \gamma^2 x^2} - (y^2+z^2)\sqrt{2Q} \right\}}{v^2(y^2+z^2)},$$

$$\frac{dx'}{dh} = \frac{x}{\sqrt{2Q}}, \quad \frac{dx'}{d\gamma} = \frac{-\gamma x}{v^2\sqrt{2Q}} - \frac{x^2\gamma}{v^2\sqrt{(y^2+z^2)\delta - \gamma^2 x^2}}, \quad \frac{dx'}{d\delta} = \frac{-x}{2v^2\sqrt{2Q}} + \frac{y^2+z^2}{2v^2\sqrt{(y^2+z^2)\delta - \gamma^2 x^2}}.$$

Si l'on remarque que $\dfrac{dy'}{dh}$ et $\dfrac{dz'}{dh}$ contiennent x dans tous leurs termes, on trouvera

$$g_3 + t = \int \frac{dx'}{dh} dx = \int \frac{x\,dx}{\sqrt{2Q}} = \int \frac{x\,dx}{\sqrt{2v^2(h+U) - \delta^2 - \gamma^2}},$$

comme il faut intégrer en regardant y et z comme constants, on aura $xdx = \frac{1}{2}d(x^2+y^2+z^2) = vdv$, d'où

$$g_3 + t = \int \frac{v\,dv}{\sqrt{2v^2(h+U) - \delta^2 - \gamma^2}}.$$

62. Si nous remarquons que $\dfrac{dy'}{d\delta}$ et $\dfrac{dz'}{d\delta}$ contiennent x dans tous leurs termes, on aura g_2 par la formule suivante :

$$-g_2 = \int \frac{dx'}{d\delta} dx = -\int \frac{dv}{2v\sqrt{2Q}} + \int \frac{(y^2+z^2)\,dx}{2v^2\sqrt{(y^2+z^2)\delta - \gamma^2 x^2}}.$$

Or, on a

$$\int \frac{(y^2+z^2)\,dx}{v^2\sqrt{(y^2+z^2)\delta - \gamma^2 x^2}} = \int \frac{v\,dx - x\,dv}{v\sqrt{(y^2+z^2)\delta - \gamma x^2}} = \int \frac{d\left(\frac{v}{x}\right)}{\left(\frac{v}{x}\right)\sqrt{\left(\frac{v}{x}\right)^2\delta - (\delta + \gamma^2)}}$$

$$= \int \frac{\frac{1}{2}d\left(\frac{v}{x}\right)^2}{\left(\frac{v}{x}\right)\sqrt{\left(\frac{v}{x}\right)^2\delta - (\delta + \gamma^2)}}.$$

Si nous posons $u^2 = \left(\dfrac{v}{x}\right)^2 \delta - (\delta + \gamma^2)$, cette intégrale deviendra

$$\int \frac{du}{u^2 + \delta + \gamma^2} = \frac{1}{\sqrt{\delta + \gamma^2}} \text{ arc tang } \frac{u}{\sqrt{\delta + \gamma^2}}.$$

63. Enfin, la troisième intégrale g_1 est donnée par la formule

$$-g_1 = \frac{dV}{d\gamma} = \int \frac{dx'}{d\gamma} dx + \int \frac{y\,dz - z\,dy}{y^2 + z^2}$$
$$= -\gamma \int \frac{x\,dx}{v^2 \sqrt{2Q}} - \gamma \int \frac{x^2\,dx}{v^2 \sqrt{(y^2 + z^2)\delta - \gamma^2 x^2}} + \int \frac{y\,dz - z\,dy}{y^2 + z^2},$$

d'où l'on peut déduire

$$\frac{g_1}{2\gamma} - g_2 = \frac{1}{2} \int \frac{dx}{\sqrt{(y^2 + z^2)\delta - \gamma^2 x^2}} - \frac{1}{2\gamma} \int \frac{y\,dz - z\,dy}{y^2 + z^2}.$$

Si nous intégrons, en remarquant que dans $\displaystyle\int \frac{dx}{\sqrt{(y^2 + z^2)\delta - \gamma^2 x^2}}$, il faut considérer y et z comme constants, nous trouverons

$$g_1 = \text{arc sin } \frac{\gamma x}{\sqrt{(y^2 + z^2)\delta}} - \text{arc sin } \frac{z}{\sqrt{y^2 + z^2}} + 2 g_2 \gamma.$$

64. On aurait pu arriver à ces formules en cherchant d'abord la fonction V. On aurait trouvé

$$V = \int \frac{\sqrt{2Q}}{\gamma}\,dv + \int \frac{\sqrt{\dfrac{v^2}{x^2}\delta - (\delta + \gamma^2)}\;d\left(\dfrac{v}{x}\right)^2}{\left(\dfrac{v^2}{x^2}\right)\left(\dfrac{v^2}{x^2} - 1\right)}\;\frac{}{2}.$$

Il est facile de constater que, si l'on différencie cette fonction successivement par rapport à h, γ, δ, on trouvera pour $\dfrac{dV}{dh}$, $\dfrac{dV}{d\delta}$, $\dfrac{dV}{d\gamma}$, les valeurs que nous avons trouvées en ne suivant pas la même marche.

Poisson a traité cet exemple dans un Mémoire sur l'intégration des équations différentielles de la mécanique; mais, n'ayant pas fait un choix convenable des constantes, il ne trouve pas pour V une fonction de trois variables et de trois constantes arbitraires, et sa méthode ne lui donne pas directement la sixième intégrale.

65. Si le plan de la courbe se confond avec celui des xy, les formules deviennent

$$g_3 + t = \int \frac{v\,dv}{\sqrt{2\,v^2\,(h+U) - \gamma^2}}, \quad -g_2 = \int \frac{dv}{v\sqrt{2\,v^2\,(h+U) - \gamma^2}}.$$

La question sera, comme dans les cas qui précèdent, réduite à des quadratures, pourvu que l'on ait $U = $ fonct. de v.

§ III.

Mouvement d'un corps solide autour d'un point fixe.

66. Je vais prendre pour dernier exemple le mouvement d'un corps solide autour d'un point fixe, en supposant qu'aucune force n'agisse sur lui.

Si nous supposons que les plans des coordonnées soient rectangulaires et que leur origine soit le point fixe, nous aurons, pour déterminer le mouvement, les trois équations

$$\sum m\left(y\frac{dz'}{dt} - z\frac{dy'}{dt}\right) = 0, \; \sum m\left(z\frac{dx'}{dt} - x\frac{dz'}{dt}\right) = 0, \; \sum m\left(x\frac{dy'}{dt} - y\frac{dx'}{dt}\right) = 0.$$

On en déduira, en appelant α, β, γ trois constantes, les trois équations

$$\sum m(yz' - zy') = \alpha, \quad \sum m(zx' - xz') = \beta, \quad \sum m(xy' - yx') = \gamma.$$

Le principe des forces vives pouvant s'appliquer ici, on a, en appelant h une constante, et en remarquant que l'on a ici $U = 0$,

$$\sum m(x'^2 + y'^2 + z'^2) = 2h.$$

67. Supposons menés, par le point fixe, trois axes rectangulaires liés au solide et se mouvant avec lui. On sait qu'au moyen de trois relations on peut faire coïncider ces axes mobiles avec les axes fixes. Par conséquent, la position du corps pourra être déterminée au moyen des trois angles, que je désignerai par q_1, q_2, q_3, et c'est en fonction de ces trois variables que je vais déterminer les inconnues du problème.

68. Soient x, y, z les coordonnées d'un point quelconque rapportées aux axes fixes; x_1, y_1, z_1 les coordonnées du même point rapportées aux axes mobiles. En appelant a, b, c les cosinus des angles que fait l'axe des x avec chacun des nouveaux axes, par a_1, b_1, c_1 les quantités analogues pour y, etc., les formules de transformation seront

$$[\text{A}] \quad \begin{cases} x = ax_1 + by_1 + cz_1, \\ y = a_1x_1 + b_1y_1 + c_1z_1, \\ z = a_2x_1 + b_2y_1 + c_2z_1. \end{cases}$$

Les coefficients de x_1, y_1, z_1 sont des fonctions de q_1, q_2, q_3 données par les formules d'Euler

$$[\text{B}] \quad \begin{cases} a = \cos q_1 \sin q_2 \sin q_3 + \cos q_2 \cos q_3, & b = \cos q_1 \cos q_3 \sin q_2 - \cos q_2 \sin q_3, & c = \sin q_1 \sin q_2, \\ a_1 = \cos q_1 \cos q_2 \sin q_3 - \sin q_2 \cos q_3, & b_1 = \cos q_1 \cos q_2 \cos q_3 + \sin q_2 \sin q_3, & c_1 = \sin q_1 \cos q_2, \\ a_2 = -\sin q_1 \sin q_3, & b_2 = -\sin q_1 \cos q_3, & c_2 = \cos q_1. \end{cases}$$

Différencions par rapport au temps les équations [A] et posons

$$\frac{dx}{dt} = x', \quad \frac{da}{dt} = a', \quad \frac{db}{dt} = b', \quad \frac{dc}{dt} = c', \text{ etc.}$$

si l'on remarque que x_1, y_1, z_1 restent constants dans le mouvement, on trouvera

$$[\text{A}'] \quad \begin{cases} x' = a'x_1 + b'y_1 + c'z_1, \\ y' = a_1'x_1 + b_1'y_1 + c_1'z_1, \\ z' = a_2'x_1 + b_2'y_1 + c_2'z_1. \end{cases}$$

Les équations [B] différenciées par rapport au temps, nous donneront a', b', c', etc. en fonction de q_1, q_2, q_3, q_1', q_2', q_3', et par suite nous pourrons exprimer x', y', z' en fonction de ces mêmes variables. Si nous substituons ces valeurs de x', y', z' dans les trois équations des aires, nous aurons les expressions des constantes α, β, γ en fonction des trois variables q_1, q_2, q_3 et de leurs dérivées.

69. Dirigeons les trois axes des x_1, y_1, z_1 suivant les trois axes principaux du corps. On sait que, dans ce cas, on a

$$\sum mz_1 y_1 = 0, \quad \sum my_1 x_1 = 0, \quad \sum mz_1 x_1 = 0.$$

Si, de plus, nous posons

$$A = \sum m(y_1^2 + z_1^2), \quad B = \sum m(z_1^2 + x_1^2), \quad C = \sum m(x_1^2 + y_1^2),$$

A, B, C étant des constantes qui dépendent de la nature du problème, on trouvera, toutes réductions faites, et en posant $\dfrac{dT}{dq'_1} = p_1, \ldots,$ $\dfrac{dT}{dq'_3} = p_3$,

$$\alpha = \sin q_2 \frac{p_3 + p_2 \cos q_1}{\sin q_1} - p_1 \cos q_2,$$

$$\beta = \cos q_2 \frac{p_3 + p_2 \cos q_1}{\sin q_1} + p_1 \sin q_2, \quad \gamma = -p_2;$$

il est facile de voir que l'on a

$$(\gamma, \beta) = -\alpha, \quad (\gamma, \alpha) = \beta, \quad \text{d'où} \quad (\gamma, \alpha^2 + \beta^2) = 0,$$

comme on a d'ailleurs

$$(\gamma, h) = 0, \quad (\alpha^2 + \beta^2, h) = 0,$$

puisque γ et $\alpha^2 + \beta^2$ ne contiennent pas le temps explicitement, il s'ensuit que les trois constantes γ, $\alpha^2 + \beta^2 = \delta$, h remplissent les conditions voulues pour que la fonction V puisse s'obtenir. Comme il est plus facile de résoudre par rapport à q_1 et à q_3 que par rapport à p_1 et à p_3, je prendrai pour V la forme

$$\int -q_1 dp_1 + p_2 dq_2 - q_3 dp_3,$$

et d'après ce que nous avons vu dans le § III de la 2ᵉ partie, les trois intégrales, qu'il reste à trouver, seront données par les formules

$$\frac{dV}{d\gamma} = -g_1, \quad \frac{dV}{d\delta} = -g_2, \quad \frac{dV}{dh} = g_3 + t.$$

70. Il faut donc chercher q_1, p_2, q_3 en fonction de p_1, q_2, p_3, δ, γ, h. On trouve immédiatement

$$\alpha^2 + \beta^2 = \delta^2 = p_1^2 + \frac{(p_3 + p_2 \cos q_1)^2}{\sin^2 q_1},$$

d'où, en posant $\alpha^2 + \beta^2 + \gamma^2 = l^2$,

$$q_1 = \text{arc sin} \frac{p_3\sqrt{\delta^2 - p^2_1} - \gamma\sqrt{l^2 - p^2_1 - p^2_3}}{l^2 - p^2_1}.$$

Si on substitue, dans l'équation des forces vives $\sum m(x'^2 + y'^2 + z'^2) = 2h$, aux quantités x', y', z' les valeurs données par les calculs que j'ai indiqués précédemment, cette équation devient

$$\tfrac{1}{2}\left(\tfrac{1}{A} - \tfrac{1}{B}\right)(2p^2_1 + p^2_3 - l^2)\cos 2q_3 - 2\sin 2q_3 \tfrac{1}{2}\left(\tfrac{1}{A} - \tfrac{1}{B}\right)p_1\sqrt{l^2 - p^2_1 - p^2_3}$$
$$+ \tfrac{1}{2}\left(\tfrac{1}{A} + \tfrac{1}{B}\right)(l^2 - p^2_3) + \tfrac{1}{C}p^2_3 = 2h.$$

En résolvant cette équation par rapport à $\sin 2q_3$, et en posant, pour abréger,

$$2P = \tfrac{1}{2}\left(\tfrac{1}{A} - \tfrac{1}{B}\right)(2p^2_1 + p^2_3 - l^2), \quad 2R = \tfrac{1}{2}\left(\tfrac{1}{A} + \tfrac{1}{B}\right)(l^2 - p^2_3) + \tfrac{1}{C}p^2_3 - 2h,$$

$$Q = \tfrac{1}{2}\left(\tfrac{1}{A} - \tfrac{1}{B}\right)p_1\sqrt{l^2 - p^2_1 - p^2_3},$$

on trouve

$$\sin 2q_3 = \frac{QR + P\sqrt{P^2 + Q^2 - R^2}}{P^2 + Q^2},$$

$$P^2 + Q^2 = \tfrac{1}{16}\left(\tfrac{1}{A} - \tfrac{1}{B}\right)^2 (l^2 - p^2_3)^2,$$

$$\sqrt{P^2 + Q^2 - R^2} = \sqrt{(\sqrt{P^2 + Q^2} - R)(\sqrt{P^2 + Q^2} + R)}$$
$$= \sqrt{\left[h - \frac{l^2}{2A} + \left(\tfrac{1}{A} + \tfrac{1}{C}\right)p^2_3\right]\left[\frac{l^2}{2B} - h + \left(\tfrac{1}{C} + \tfrac{1}{B}\right)p^2_3\right]}.$$

71. Cherchons d'abord l'intégrale qui contient le temps. Si nous remarquons que l'on a $\frac{dq_1}{dh} = 0$ et $\frac{dp_1}{dh} = 0$, cette intégrale cherchée deviendra

$$g_3 + t = -\int \frac{dq_3}{dh}dp_3 = -\int \frac{\tfrac{1}{2}dp_3}{\sqrt{P^2 + Q^2 - R^2}} =$$
$$= -\int \frac{dp_3}{\sqrt{\left[2h - \frac{l^2}{2A} + \left(\tfrac{1}{A} - \tfrac{1}{C}\right)p^2_3\right]\left[\frac{l^2}{2B} - 2h + \left(\tfrac{1}{C} - \tfrac{1}{B}\right)p^2_3\right]}}.$$

72. Pour avoir g_1, j'intègre $\int \frac{dq_1}{d\gamma} dp$, en considérant p_3 comme constant, et j'ajoute au résultat obtenu la valeur de $\int \frac{dq_3}{d\gamma} dp_3$, diminuée des termes qui contiennent p_1. Or, on trouve par des calculs, qu'il est inutile de rapporter,

$$\int \frac{dq_1}{d\gamma} dp_1 = - \int \frac{\left(\sqrt{(\delta^2 - p^2_1)(l^2 - p^2_1 - p^2_3)} + \gamma p_3\right)}{(l^2 - p^2_1)\sqrt{l^2 - p^2_1 - p^2_3}},$$

$$-\int \frac{dq_3}{d\gamma} dp_3 = 4\gamma \left(\frac{1}{A} + \frac{1}{B}\right) \int \frac{dp_3}{\sqrt{P^2 + Q^2 - R^2}} + \int \frac{\left(\frac{p^2_3}{C} - 2h\right) dp_3}{(l^2 - p^2_3)\sqrt{P^2 + Q^2 - R^2}} +$$
$$+\text{des termes dépendants de } p_1.$$

En introduisant ces valeurs dans

$$- g_1 = \frac{dV}{d\gamma} = - q_2 - \int \frac{dq_1}{d\gamma} dp_1 + \frac{dq_3}{d\gamma} dp_3,$$

on aura ramené à des quadratures la recherche de g_1.

La méthode donnerait encore une autre intégrale. Mais il est inutile de la chercher, puisqu'elle devrait rentrer dans l'une des 6 intégrales que nous connaissons, savoir : les 3 intégrales des aires, l'intégrale fournie par le principe des forces vives, celle qui contient le temps, et enfin l'intégrale $- g_1 = \frac{dV}{d\gamma}$, que nous venons de trouver.

Vu et approuvé, le   mai 1854,

Le doyen de la Faculté des Sciences,

Milne EDWARDS.

Permis d'imprimer,

Le Recteur de l'Académie,

CAYX.

THÈSE D'ASTRONOMIE

Lorsque, dans un problème, on connaît toutes les intégrales excepté deux, on peut trouver un facteur qui permette d'intégrer les équations différentielles qu'il restait à résoudre et on a la solution du problème.

La recherche de ce facteur dans quelques cas remarquables constitue l'objet de cette thèse.

Jacobi, qui est l'auteur de ce beau théorème, l'a appliqué à diverses formes des équations différentielles du mouvement.

On peut prendre des variables plus générales que celles dont il fait usage, par exemple, des combinaisons des vitesses et des coordonnées des points. Ce choix peut, dans certains cas, être très-utile, comme je le fais voir en l'appliquant au problème des trois corps.

Qu'il me soit permis ici de témoigner ma reconnaissance à M. Bertrand, dont les intéressantes leçons au collége de France m'ont aidé dans ce travail.

Adrien LAFON.

THÈSE D'ASTRONOMIE.

THÉORIE DU DERNIER MULTIPLICATEUR. — APPLICATION AU PROBLÈME DES TROIS CORPS.

§ Ier.

Théorèmes préliminaires.

1. Considérons n fonctions de $(n+1)$ variables

$$\varphi_1(x_1, x_2, \ldots, x_{n+1}), \quad \varphi_2(x_1, x_2, \ldots, x_{n+1}), \quad \ldots, \quad \varphi_n(x_1, x_2, \ldots, x_{n+1}),$$

et prenons successivement les dérivées de ces fontions par rapport à chaque variable. Si nous opérons de même sur une fonction auxiliaire f, qui contient les mêmes variables, nous aurons formé ainsi $(n+1)^2$ quantités que j'écris de la manière suivante :

$$[\mathrm{A}] \quad \begin{cases} \dfrac{d\varphi_1}{dx_1} & \dfrac{d\varphi_2}{dx_1} & \cdots & \dfrac{d\varphi_n}{dx_1} & \dfrac{df}{dx_1}, \\[2ex] \dfrac{d\varphi_1}{dx_2} & \dfrac{d\varphi_2}{dx_2} & \cdots & \dfrac{d\varphi_n}{dx_2} & \dfrac{df}{dx_2}, \\[1ex] \cdot & \cdot & \cdot & \cdot & \cdot \\ \cdot & \cdot & \cdot & \cdot & \cdot \\[1ex] \dfrac{d\varphi_1}{dx_{n+1}} & \dfrac{d\varphi_2}{dx_{n+1}} & \cdots & \dfrac{d\varphi_n}{dx_{n+1}} & \dfrac{df}{dx_{n+1}}. \end{cases}$$

Je considère les $(n+1)^2$ quantités, qui composent le tableau $[\mathrm{A}]$, comme les coefficients des inconnues dans un système de $n+1$ équations du premier degré à $n+1$ inconnues, et je désigne par D le dénominateur commun des inconnues. Jacobi appelle ce dénominateur le *déterminant* des fonctions $\varphi_1, \ldots, \varphi_2, f$.

2. J'ordonne D par rapport aux termes de la dernière colonne du tableau [A]. Si l'on se rappelle la méthode indiquée en algèbre pour former le dénominateur des inconnues, dans des équations du premier degré, on verra facilement que le coefficient de $\frac{df}{dx_1}$ est le déterminant que l'on formerait avec les quantités qui composent le tableau [A], en faisant toutefois abstraction de la première bande et de la première colonne de ce tableau.

Désignons par P_1 le coefficient de $\frac{df}{dx_1}$ dans D, et, généralement, par P_i le coefficient de $\frac{df}{dx_i}$. Comme tous les termes de D contiennent un terme de la dernière colonne et n'en contiennent qu'un seul, on pourra écrire ce déterminant de la manière suivante :

$$D = P_1 \frac{df}{dx_1} + P_2 \frac{df}{dx_2} + \cdots + P_{n+1} \frac{df}{dx_{n+1}}.$$

Jacobi appelle les coefficients P_1, P_2, ..., P_{n+1} les *déterminants partiels* des fonctions φ_1, φ_2, ..., φ_n.

3. THÉORÈME. Cela posé, je dis que l'on a entre ces coefficients la relation

$$[B] \qquad \frac{dP_1}{dx_1} + \frac{dP_2}{dx_2} + \cdots + \frac{dP_{n+1}}{dx_{n+1}} = 0.$$

Pour le prouver, je remarque que les termes dont se compose P_1 ne contenant pas dx_1, les dérivées du deuxième ordre dont se compose $\frac{dP_1}{dx_1}$ sont de la forme $\frac{d^2\varphi_k}{dx_i dx_1}$, i pouvant varier depuis 2 jusqu'à $n+1$.

De même les termes de P_2 ne contenant pas dx_2, $\frac{dP_2}{dx_2}$ ne contiendra pas de dérivées du deuxième ordre de la forme $\frac{d^2\varphi_2}{dx^2_2}$. De sorte que les dérivées du deuxième ordre, qui entrent dans chaque terme de l'équation [B], sont de la forme $\frac{d^2\varphi_k}{dx_i dx_{i'}}$, i et i' pouvant varier depuis 1 jusqu'à $n+1$, sans avoir à la fois la même valeur.

La proposition sera évidemment démontrée si je prouve que le coefficient de $\frac{d^2\varphi_k}{dx_i dx_{i'}}$, par exemple, est nul.

4. Les termes qui contiennent $\frac{d^2\varphi_k}{dx_i dx_{i'}}$, dans l'équation [B], ne peuvent provenir que des termes $\frac{dP_i}{dx_i}$, $\frac{dP_{i'}}{dx_{i'}}$.

Ordonnons P_i par rapport aux termes qui constituent la bande de rang i' dans le tableau [A], on aura

$$P_i = u_1 \frac{d\varphi_1}{dx_{i'}} + u_2 \frac{d\varphi_2}{dx_{i'}} + \ldots + u_k \frac{d\varphi_k}{dx_{i'}} + \ldots + u_n \frac{d\varphi_n}{dx_{i'}}.$$

Les coefficients u_1, u_2, ..., u_n ne contiennent pas dx_i, puisque P_i ne le contient pas; ils ne contiennent pas non plus $dx_{i'}$, puisque P_i est ordonné par rapport aux termes qui contiennent $dx_{i'}$. On aurait de même

$$P_{i'} = v_1 \frac{d\varphi_1}{dx_i} + v_2 \frac{d\varphi_2}{dx_i} + \ldots + v_k \frac{d\varphi_k}{dx_i} + \ldots + v_n \frac{d\varphi_n}{dx_i},$$

et v_1, v_2, ..., v_n ne devront contenir ni dx_i ni $dx_{i'}$.

Donc, le terme qui contient $\frac{d^2\varphi_k}{dx_i dx_{i'}}$ dans l'équation [B], sera égal à $\frac{d^2\varphi_k}{dx_i dx_{i'}}(u_k + v_k)$. Il faut donc prouver que l'on a $u_k + v_k = 0$.

Nous avons vu dans la Thèse de Mécanique que si, dans un dénominateur d'inconnues liées par des équations du premier degré, on supposait que *deux indices* devinssent égaux, on avait un résultat identiquement nul.

Or, ici P_i est le coefficient de $\frac{df}{dx_i}$ et $P_{i'}$ celui de $\frac{df}{dx_{i'}}$. Si l'on suppose que $i' = i$, on aura $\frac{df}{dx_i} = \frac{df}{dx_{i'}}$; et comme il n'y a que les termes $P_i \frac{df}{dx_i}$ et $P_{i'} \frac{df}{dx_i}$ qui contiennent $\frac{df}{dx_i}$, il faudra que P_i devienne égal et de signe contraire à $P_{i'}$, quand dans l'expression de P_i on fait $i' = i$; et par suite on aura évidemment

$$u_1 = -v_1, \quad u_2 = -v_2, \ldots, u_k = -v_k \ldots$$

Or, ces coefficients ne contenant ni l'indice i ni l'indice i', si dans l'hypothèse de $i' = i$, on a, par exemple, $u_k + v_k = 0$, c'est que cette relation existait avant cette hypothèse.

5. Le raisonnement que j'ai employé, s'appliquant évidemment à un terme quelconque de [B], il s'ensuit que cette égalité se trouve vérifiée.   C. Q. F. D.

6. Réciproquement, si P_1, P_2, ..., P_{n+1} sont des fonctions des $n + 1$ variables, x_1, x_2, ..., x_{n+1}, de manière que l'on ait

$$\frac{dP_1}{dx_1} + \frac{dP_2}{dx_2} + \ldots + \frac{dP_{n+1}}{dx_{n+1}} = 0.$$

Je dis qu'il existe n fonctions de x_1, x_2, ..., x_{n+1}, ayant pour *déterminants partiels* les quantités P_1, P_2, ..., P_{n+1}.

En effet, intégrons les n équations différentielles que l'on peut former avec les $(n + 1)$ rapports égaux.

$$\frac{dx_1}{P_1} = \frac{dx_2}{P_2} = \frac{dx_3}{P_3} = \ldots = \frac{dx_{n+1}}{dP_{n+1}}.$$

Supposons que les intégrales de ce système soient

$$[C] \quad \begin{cases} \alpha_1 = F_1(x_1, x_2, \ldots, x_{n+1}), \\ \alpha_2 = F_2(x_1, x_2, \ldots, x_{n+1}), \\ \cdot \quad \cdot \quad \cdot \quad \cdot \quad \cdot \quad \cdot \quad \cdot \quad \cdot \\ \cdot \quad \cdot \quad \cdot \quad \cdot \quad \cdot \quad \cdot \quad \cdot \quad \cdot \\ \alpha_n = F_n(x_1, x_2, \ldots, x_{n+1}), \end{cases}$$

α_1, ..., α_n désignant des constantes.

Si l'on exprime que les différentielles des fonctions F_1, F_2, ..., F_n sont nulles, et qu'on remplace, dans les équations qu'on obtiendra ainsi, dx_1, dx_2, ..., dx_{n+1} par les quantités P_1, P_2, ..., P_{n+1} qui leur sont proportionnelles, on aura les n équations

$$[D] \quad \begin{cases} \dfrac{dF_1}{dx_1} P_1 + \dfrac{dF_1}{dx_2} P_2 + \ldots + \dfrac{dF_1}{dx_{n+1}} P_{n+1} = 0, \\[2mm] \dfrac{dF_2}{dx_1} P_1 + \dfrac{dF_2}{dx_2} P_2 + \ldots + \dfrac{dF_2}{dx_{n+1}} P_{n+1} = 0, \\[2mm] \cdot \quad \cdot \quad \cdot \quad \cdot \quad \cdot \quad \cdot \quad \cdot \quad \cdot \quad \cdot \\[2mm] \dfrac{dF_n}{dx_1} P_1 + \dfrac{dF_n}{dx_2} P_2 + \ldots + \dfrac{dF_n}{dx_{n+1}} P_{n+1} = 0. \end{cases}$$

7. Au moyen des fonctions F_1, F_2, ..., F_n et de la fonction auxiliaire f, formons un tableau analogue au tableau [A].

Si l'on appelle Q_1, Q_2, ..., Q_{n+1} les déterminants partiels des fonctions F_1, F_2, ..., F_n, le déterminant D_1 que l'on formera avec les quantités contenues dans ce tableau, pourra, comme nous l'avons vu, se mettre sous la forme

$$Q_1 \frac{df}{dx_1} + Q_2 \frac{df}{dx_2} + \cdots + Q_{n+1} \frac{df}{dx_{n+1}} = D_1.$$

On sait que, si on remplace f par F_i, par exemple, c'est-à-dire la dernière colonne du tableau des quantités qui constituent D_1, par une colonne de rang i, le déterminant est nul. On aura donc identiquement

$$[E] \quad \begin{cases} Q_1 \dfrac{dF_1}{dx_1} + Q_2 \dfrac{dF_1}{dx_2} + \cdots + Q_{n+1} \dfrac{dF_1}{dx_{n+1}} = 0, \\[2mm] Q_1 \dfrac{dF_2}{dx_1} + Q_2 \dfrac{dF_2}{dx_2} + \cdots + Q_{n+1} \dfrac{dF_2}{dx_{n+1}} = 0, \\[2mm] \cdot \quad \cdot \quad \cdot \quad \cdot \quad \cdot \quad \cdot \quad \cdot \quad \cdot \quad \cdot \quad \cdot \\[2mm] Q_1 \dfrac{dF_n}{dx_1} + Q_2 \dfrac{dF_n}{dx_2} + \cdots + Q_{n+1} \dfrac{dF_n}{dx_{n+1}} = 0. \end{cases}$$

De la comparaison des équations [E] et [D], on déduira

$$\frac{P_1}{Q_1} = \frac{P_2}{Q_2} = \cdots = \frac{P_{n+1}}{Q_{n+1}}.$$

Si l'on appelle μ l'un quelconque de ces rapports égaux, on aura les équations

$$[F] \qquad \{ P_1 = \mu Q_1, \quad P_2 = \mu Q_2, \quad ..., \quad P_{n+1} = \mu Q_{n+1}.$$

8. Servons-nous maintenant de l'hypothèse qui est

$$\frac{dP_1}{dx_1} + \frac{dP_2}{dx_2} + \cdots + \frac{dP_{n+1}}{dx_{n+1}} = 0.$$

En introduisant dans cette équation les valeurs de P_1, ..., P_{n+1} fournies par les équations [F], on trouve

$$Q_1 \frac{d\mu}{dx_1} + Q_2 \frac{d\mu}{dx_2} + \cdots + Q_{n+1} \frac{d\mu}{dx_{n+1}} + \mu \left(\frac{dQ_1}{dx_1} + \frac{dQ_2}{dx_2} + \cdots + \frac{dQ_{n+1}}{dx_{n+1}} \right) = 0.$$

10

Or, le coefficient de μ est nul puisque Q_1, ..., Q_{n+1} sont des déterminants partiels. Il reste donc

$$[G] \qquad Q_1\frac{d\mu}{dx_1}+Q_2\frac{d\mu}{dx_2}+\cdots+Q_{n+1}\frac{d\mu}{dx_{n+1}}=0.$$

En considérant les équations [E], on voit que F_1, F_2, ..., F_n, ..., sont les n solutions de cette équation aux différences partielles et que, si l'on désigne par Π une fonction arbitraire, la valeur générale de μ sera

$$\mu=\Pi(F_1,\ F_2,\ ...,\ F_n).$$

La question est donc réduite à prouver qu'il existe des fonctions ayant pour déterminants partiels les $(n+1)$ quantités

$$Q_1.\Pi(F_1,\ F_2,\ ...,\ F_n),\ Q_2.\Pi(F_1,\ F_2,\ ...,\ F_n),\ ...,\ Q_{n+1}.\Pi(F_1,\ F_2,\ ...,\ F_n).$$

9. Il est évident que si, au lieu de F_1, F_2, ..., F_n, nous prenons n fonctions Ψ_1, Ψ_2, ..., Ψ_n, de ces quantités, nous aurons encore n solutions de l'équation [G].

Formons maintenant un dénominateur D' avec les quantités [A''], considérées comme des coefficients des inconnues, dans des équations du premier degré :

$$[A'']\quad\begin{cases}\dfrac{d\Psi_1}{dx_1}&\dfrac{d\Psi_2}{dx_1}&\cdots&\dfrac{d\Psi_n}{dx_1}&\dfrac{df}{dx_1},\\[2mm]\dfrac{d\Psi_1}{dx_2}&\dfrac{d\Psi_2}{dx_2}&\cdots&\dfrac{d\Psi_n}{dx_2}&\dfrac{df}{dx_2},\\[2mm]\cdots&\cdots&\cdots&\cdots&\cdots\\[2mm]\dfrac{d\Psi_1}{dx_{n+1}}&\dfrac{d\Psi_2}{dx_{n+1}}&\cdots&\dfrac{d\Psi_n}{dx_{n+1}}&\dfrac{df}{dx_{n+1}}.\end{cases}$$

On sait que si l'on désigne par Q'_1, Q'_2, ..., Q'_{n+1} les déterminants partiels de Ψ_1, Ψ_2, ..., Ψ_n on aura

$$D'=Q'_1\frac{df}{dx_1}+Q'_2\frac{df}{dx_2}+\cdots+Q'_{n+1}\frac{df}{dx_{n+1}}.$$

Si l'on prend, pour terme général, le terme $\dfrac{d\Psi_1}{dx_2}\dfrac{d\Psi_2}{dx_3}\cdots\dfrac{d\Psi_n}{dx_n}\dfrac{df}{dx_{n+1}}$, qui est composé des quantités situées sur une même diagonale, dans le tableau $[A'']$, on pourra représenter D' par

$$\sum \frac{d\Psi_1}{dx_2} \frac{d\Psi_2}{dx_3} \cdots \frac{d\Psi_n}{dx_n} \frac{df}{dx_{n+1}}.$$

De même le déterminant partiel Q'_1 sera représenté par

$$\sum \frac{d\Psi_1}{dx_2} \frac{d\Psi_2}{dx_3} \cdots \frac{d\Psi_n}{dx_{n+1}}.$$

Q'_2, ..., Q'_{n+1} seraient représentés par des expressions analogues.

Désignons enfin par R le déterminant que l'on pourrait former avec les n^2 quantités que l'on obtiendrait en différenciant Ψ_1, ..., Ψ_n, par rapport à F_1, F_2, ..., F_n. On aura ainsi

$$R = \sum \frac{d\Psi_1}{dF_1} \frac{d\Psi_2}{dF_2} \cdots \frac{d\Psi_n}{dF_n}.$$

Cela posé, je vais prouver que l'on a les $(n+1)$ égalités suivantes :

$$Q'_1 = R \sum \frac{dF_1}{dx_2} \frac{dF_2}{dx_3} \cdots \frac{dF_n}{dx_{n+1}},$$

$$Q'_2 = R \sum \frac{dF_1}{dx_2} \frac{dF_2}{dx_3} \cdots \frac{dF_n}{dx_{n+1}},$$

$$Q'_{n+1} = R \sum \frac{dF_1}{dx_1} \frac{dF_2}{dx_2} \cdots \frac{dF_n}{dx_n}.$$

il me sera ensuite facile d'en deduire le théorème qu'il s'agit de démontrer.

10. Prouvons, par exemple, que l'on a

$$Q'_{n+1} = R \sum \frac{dF_1}{dx_1} \frac{dF_2}{dx_2} \cdots \frac{dF_n}{dx_n}.$$

On peut évidemment mettre Q'_{n+1} ou son égal $\sum \frac{d\Psi_1}{dx_1} \frac{d\Psi_2}{dx_2} \cdots \frac{d\Psi_n}{dx_n}$ sous la forme

$$[K] \quad \sum \frac{d\Psi_1}{dx_1} \cdots \frac{d\Psi_n}{dx_n} = \sum \left\{ \left(\frac{d\Psi_1}{dF_1}\frac{dF_1}{dx_1} + \frac{d\Psi_1}{dF_2}\frac{dF_2}{dx_1} + \cdots \right) \left(\frac{d\Psi_2}{dF_1}\frac{dF_1}{dx_2} + \frac{d\Psi_2}{dF_2}\frac{dF_2}{dx_2} + \cdots \right) \cdots \left(\frac{d\Psi_n}{dF_1}\frac{dF_1}{dx_n} + \text{etc.} \right) \right\}.$$

Le terme général de Q'_{n+1} pourra être représenté par

$$[\text{L}] \qquad \frac{d\Psi_1}{dF_i}\frac{dF_i}{dx_1}\cdot\frac{d\Psi_2}{dF_k}\frac{dF_k}{dx_2}\cdot\frac{d\Psi_3}{dF_l}\frac{dF_l}{dx_3}\cdots=\frac{d\Psi_1}{dF_i}\frac{d\Psi_2}{dF_k}\frac{d\Psi_3}{dF_l}\cdots\frac{dF_i}{dx_1}\frac{dF_k}{dx_2}\frac{dF_l}{dx_3}.$$

En faisant varier les indices i, k, l... depuis 1 jusqu'à n, nous obtiendrons tous les termes qui, dans le second membre de l'égalité [K], proviennent du terme $\frac{d\Psi_1}{dx_1}\cdots\frac{d\Psi_n}{dx_n}$.

Je dis que les termes de Q'_{n+1}, dans lesquels F aura le même indice, se détruiront. En effet, supposons qu'il y ait des termes de Q'_{n+1} qui contiennent deux facteurs de la forme $\frac{d\Psi_1}{dF_i}$, $\frac{d\Psi_2}{dF_i}$, par exemple.

Soit $\frac{d\Psi_1}{dF_i}\cdot\frac{d\Psi_2}{dF_i}\cdot X$ l'ensemble de ces termes. X ne contiendra ni Ψ_1 ni Ψ_2; car autrement Q'_{n+1} renfermerait des termes où Ψ aurait le même indice. Si nous remplaçons Ψ_1 par Ψ_2 dans le déterminant Q'_{n+1}, le résultat est, comme on sait, identiquement nul.

Remplaçons Ψ_1 par Ψ_2 dans $\frac{d\Psi_1}{dF_i}\frac{d\Psi_2}{dF_i}$ X. Nous aurons $\frac{d\Psi_2}{dF_i}\frac{d\Psi_2}{dF_i}$ X. Cette quantité est la seule qui contienne $\left(\frac{d\Psi_2}{dF_i}\right)^2$, dans Q'_{n+1}, après l'hypothèse de $\Psi_1=\Psi_2$. Car s'il y en avait une autre représentée, par exemple, par $\left(\frac{d\Psi_2}{dF_i}\right)^2\times Y$, il en résulterait qu'avant l'hypothèse de $\Psi_1=\Psi_2$, la quantité $\frac{d\Psi_1}{dF_i}\times\frac{d\Psi_2}{dF_i}\times X$ ne renfermerait pas tous les termes de Q'_{n+1} qui contiennent le produit $\frac{d\Psi_1}{dF_i}\frac{d\Psi_2}{dF_i}$, ce qui serait contraire à ce que nous avons supposé.

Donc, le terme $\left(\frac{d\Psi_1}{dF_i}\right)^2\cdot X$ ne pouvant se réduire avec aucun autre, il faudra que l'on ait $\left(\frac{d\Psi_1}{dF_i}\right)^2 X=0$, d'où $X=0$; et comme X ne change pas quand on fait $\Psi_1=\Psi_2$, c'est une preuve que X était nul avant cette hypothèse.

Nous pouvons donc supposer que les indices i, k, l, etc. sont différents.

11. Remarquons maintenant que tout déterminant ayant ses termes de la forme $\dfrac{d\Psi_1}{dx_1}\dfrac{d\Psi_2}{dx_2}\ldots\dfrac{d\Psi_n}{dx_n}$, peut être obtenu par la permutation des indices *supérieurs* sans toucher aux indices *inférieurs*. Car, dans un terme quelconque de ce déterminant, on peut arranger les facteurs qui le composent, de manière que les indices inférieurs présentent l'ordre 1, 2, 3 ... n. Or il est évident que l'arrangement que présenteront les indices supérieurs devra rentrer dans l'un de ceux que l'on a obtenus en permutant les indices supérieurs de $\dfrac{d\Psi_1}{dx_1}\dfrac{d\Psi_2}{dx_2}\ldots\dfrac{d\Psi_n}{dx_n}$.

On verrait de la même manière que l'on pourrait obtenir le déterminant $\sum\dfrac{d\Psi_1}{dx_1}\dfrac{d\Psi_2}{dx_2}\ldots\dfrac{d\Psi_n}{dx_n}$, en permutant dans le terme $\dfrac{d\Psi_1}{dx_1}\dfrac{d\Psi_2}{dx_2}\ldots\dfrac{d\Psi_n}{dx_n}$ les indices inférieurs sans toucher aux indices supérieurs.

12. Il est bon d'observer que l'on peut obtenir tous les termes qui composent le second membre de l'égalité [K] en permutant dans le terme

$$[\text{L}] \qquad \frac{d\Psi_1}{dF_i}\frac{d\Psi_2}{dF_k}\frac{d\Psi_3}{dF_l}\cdots\frac{dF_i}{dx_1}\frac{dF_k}{dx_2}\frac{dF_l}{dx_3}\cdots$$

les indices de Ψ d'une part, et ceux de F de l'autre. En effet, prenons un terme quelconque du second membre de [K], nous pouvons toujours disposer les facteurs qui composent ce terme, de manière que les indices de la lettre x soient dans l'ordre naturel 1, 2, 3 ... n. Ce terme ne pourrait donc différer de ceux que nous avons obtenus par une double permutation, que par les indices de Ψ ou ceux de F. Or, cela est impossible, puisqu'une permutation quelconque des indices de Ψ est combinée avec toutes les permutations de la lettre F.

13. Puisque les indices i, k, l ... sont différents, en permutant les indices supérieurs dans $\dfrac{d\Psi_1}{dF_i}\dfrac{d\Psi_2}{dF_k}\dfrac{d\Psi_3}{dF_l}\ldots$, nous aurons, d'après la remarque du n° **11**, le déterminant que nous avons représenté plus haut par

$$\text{R} = \sum\frac{d\Psi_1}{dF_1}\frac{d\Psi_2}{dF_2}\frac{d\Psi_3}{dF_3}\cdots\frac{d\Psi_n}{dF_n}.$$

De sorte que cette première permutation nous donnera les termes de Q'_{n+1} représentés par $\text{R}\cdot\dfrac{dF_i}{dx_1}\dfrac{dF_k}{dx_2}\dfrac{dF_l}{dx_3}\ldots$.

Permutons maintenant les indices de F dans $R \cdot \dfrac{dF_1}{dx_1} \dfrac{dF_2}{dx_2} \dfrac{dF_3}{dx_3} \ldots$ Quand on permutera deux lettres entre elles, tous les termes de R changeront de signe, et la valeur absolue de R restera la même.

Mais en permutant les indices supérieurs dans la deuxième partie $\dfrac{dF_i}{dx_1} \dfrac{dF_k}{dx_2} \dfrac{dF_l}{dx_3} \ldots$ etc..., nous aurons le déterminant représenté par

$$\sum \frac{dF_1}{dx_1} \frac{dF_2}{dx_2} \frac{dF_3}{dx_3} \cdots \frac{dF_n}{dx_n}.$$

Or, d'après ce que nous avons vu au n° **12**, par ces deux permutations successives faites, l'une sur la lettre Ψ, l'autre sur la lettre F, nous devons trouver tous les termes représentés par le second membre de l'égalité [K], c'est-à-dire Q'_{n+1}. On aura donc

$$Q'_{n+1} = \sum \frac{d\Psi_1}{dF_1} \frac{d\Psi_2}{dF_2} \cdots \frac{d\Psi_n}{dF_n} \sum \frac{dF_1}{dx_1} \frac{dF_2}{dx_2} \cdots \frac{dF_n}{dx_n} = R \sum \frac{dF_1}{dx_1} \frac{dF_2}{dx_2} \cdots \frac{dF_n}{dx_n}.$$

La valeur de Q'_n ne différera de celle de Q'_{n+1} que par le changement de x_n en x_{n+1}, et nous aurons par conséquent

$$Q'_n = R \sum \frac{dF_1}{dx_1} \frac{dF_2}{dx_2} \cdots \frac{dF_{n-1}}{dx_{n-1}} \frac{dF_n}{dx_{n+1}} = R \cdot Q_n,$$

il en serait de même de $Q'_{n-1}, \ldots, Q'_1$.

14. Le théorème qu'il s'agit de démontrer va se déduire immédiatement de ces résultats.

Rappelons que la question était réduite (n° **8**) à prouver qu'il existe des fonctions ayant, pour déterminants partiels,

$$Q_1 \Pi(F_1, \ldots, F_n), \quad Q_2 \Pi(F_1, \ldots, F_n), \quad Q_{n+1} \Pi(F_1, \ldots, F_n).$$

Or, nous venons de voir qu'il existe des fonctions dont les déterminants partiels sont $RQ_1, RQ_2, \ldots, RQ_{n+1}$.

Il suffit donc, pour résoudre la question, de poser

$$\Pi(F_1, F_2, \ldots, F_n) = R = \sum \frac{d\Psi_1}{dF_1} \frac{d\Psi_2}{dF_2} \cdots \frac{d\Psi_n}{dF_n}.$$

Si l'on prend pour $\Psi_1, \Psi_2, \ldots, \Psi_{n-1}$ des valeurs arbitraires, nous aurons à résoudre une équation aux différences partielles dont les variables seront $F_1, F_2, ..., F_n$; ce qui nous donnera, pour Ψ_n, n valeurs qui résoudront la question. C. Q. F. D.

15. Étant données les équations différentielles

$$\frac{dx_1}{P_1} = \frac{dx_2}{P_2} = ... = \frac{dx_{n+1}}{P_{n+1}},$$

on n'a pas généralement

$$\frac{dP_1}{dx_1} + \frac{dP_2}{dx_2} + ... + \frac{dP_{n+1}}{dx_{n+1}} = 0.$$

Mais nous avons vu au n° **6** qu'il existait un facteur μ tel que l'on avait

$$P_i \frac{1}{\mu} = Q_i = \text{déterminant partiel}.$$

Il en existe même une infinité, car on a trouvé aussi

$$Q_i \sum \frac{d\Psi_1}{dF_1} \frac{d\Psi_2}{dF_2} ... \frac{d\Psi_n}{dF_n} = Q' = \text{déterminant partiel}$$

ou bien

$$P_i \frac{\sum \frac{d\Psi_1}{dF_1} ... \frac{d\Psi_n}{dF_n}}{\mu} = P_i \frac{R}{\mu} = \text{déterminant partiel}$$

$\frac{R}{\mu}$ sera la forme générale des *multiplicateurs* de P_i, pour me servir de l'expression de Jacobi. Or R, contenant les fonctions arbitraires $\Psi_1, ..., \Psi_n$, peut prendre une infinité de formes.

Si je donne à R une autre forme R', $\frac{R'}{\mu}$ sera un nouveau *multiplicateur*, et le rapport de ces deux multiplicateurs étant $\frac{R}{R'}$ sera une fonction de $F_1, F_2, ..., F_n$ et par conséquent une constante.

16. On peut démontrer cette dernière propriété d'une autre manière.

Soient, en effet, $\frac{1}{\mu}$, $\frac{1}{\mu'}$ deux multiplicateurs quelconques de $P_1, \ldots, P_{n+1}$. On aura

$$0 = \frac{d\left(\frac{1}{\mu}P_1\right)}{dx_1} + \frac{d\left(\frac{1}{\mu}P_2\right)}{dx_2} + \cdots + \frac{d\left(\frac{1}{\mu}P_{n+1}\right)}{dx_{n+1}} = \sum_{n+1}^{1} \frac{d\left(\frac{1}{\mu}P_i\right)}{dx_i}$$

$$= \frac{1}{\mu}\sum_{n+1}^{1} \frac{dP_i}{dx_i} + \sum_{n+1}^{1} P_i \frac{d\left(\frac{1}{\mu}\right)}{dx_i} \, ;$$

de même on a

$$0 = \frac{1}{\mu'}\sum_{n+1}^{1} \frac{dP_i}{dx_i} + \sum_{n+1}^{1} P_i \frac{d\left(\frac{1}{\mu'}\right)}{dx_i}.$$

En multipliant la première équation par $\frac{1}{\mu'}$, la deuxième par $\frac{1}{\mu}$ et en retranchant, on trouve

$$0 = \sum_{n+1}^{1} P_i \left(\frac{1}{\mu'}\frac{d\left(\frac{1}{\mu}\right)}{dx_i} - \frac{1}{\mu}\frac{d\left(\frac{1}{\mu'}\right)}{dx_i} \right) = \sum_{n+1}^{1} P_i \frac{1}{\mu'^2}\frac{d\left(\frac{\mu'}{\mu}\right)}{dx_i},$$

ou bien

$$P_1 \frac{d\left(\frac{\mu'}{\mu}\right)}{dx_1} + P_2 \frac{d\left(\frac{\mu'}{\mu}\right)}{dx_2} + \cdots + P_{n+1} \frac{d\left(\frac{\mu'}{\mu}\right)}{dx_{n+1}} = 0,$$

ou, en remplaçant $P_1, \ldots, P_{n+1}$ par les quantités $dx_1, \ldots, dx_{n+1}$ qui leur sont proportionnelles,

$$\frac{d\left(\frac{\mu'}{\mu}\right)}{dx_1}dx_1 + \frac{d\left(\frac{\mu'}{\mu}\right)}{dx_2}dx_2 + \cdots + \frac{d\left(\frac{\mu'}{\mu}\right)}{dx_{n+1}}dx_{n+1} = 0,$$

d'où
$$\frac{\mu'}{\mu} = \text{constante.} \qquad \text{C. Q. F. D.}$$

§ II.

Changement de variables.

17. Considérons les $n+1$ équations différentielles

$$[1] \qquad \frac{dx_1}{dt} = P_1, \ \frac{dx_2}{dt} = P_2, \ \ldots, \ \frac{dx_{n+1}}{dt} = P_{n+1},$$

ou, si l'on veut,

$$[a] \qquad \frac{dx_1}{P_1} = \frac{dx_2}{P_2} = \ldots = \frac{dx_{n+1}}{P_{n+1}} = dt.$$

Nous avons vu, au n° **6**, que si l'on représentait par μ l'un des rapports égaux

$$\frac{P_1}{Q_1} = \frac{P_2}{Q_2} = \ldots = \frac{P_{n+1}}{Q_{n+1}},$$

$\frac{1}{\mu}$ était le multiplicateur des équations $[a]$, ou, ce qui revient au même, des équations [1], puisque μ ne contient pas t. Proposons-nous maintenant de chercher ce que devient ce multiplicateur $\frac{1}{\mu}$, quand on substitue aux variables x_1, x_2, ..., x_{n+1} des variables quelconques y_1, y_2, ..., y_{n+1}. Les équations différentielles prendront alors la forme

$$\frac{dy_1}{dt} = N_1, \quad \frac{dy_2}{dt} = N_2, \quad \ldots, \quad \frac{dy_{n+1}}{dt} = N_{n+1},$$

N_1, N_2, ..., N_{n+1}, étant des fonctions de y_1, y_2, ... y_{n+1}.

Désignons, comme nous l'avons fait plus haut (n° **6**), par

$$\alpha_1 = F_1(x_1, x_2, \ldots, x_{n+1}),$$
$$\alpha_2 = F_2(x_1, x_2, \ldots, x_{n+1}),$$
$$\cdot \quad \cdot \quad \cdot \quad \cdot \quad \cdot \quad \cdot \quad \cdot$$
$$\cdot \quad \cdot \quad \cdot \quad \cdot \quad \cdot \quad \cdot \quad \cdot$$
$$\alpha_n = F_n(x_1, x_2, \ldots, x_{n+1});$$

les intégrales des n équations différentielles que l'on obtiendrait en éliminant dt entre l'une des équations [1] et chacune des n autres. Pour avoir les intégrales des n équations différentielles représentées par la suite des rapports égaux

$$\frac{dy_1}{N_1} = \frac{dy_2}{N_2} = \ldots = \frac{dy_{n+1}}{N_{n+1}},$$

il suffit de remplacer, dans F_1, F_2, ..., F_n, les variables x_1, x_2, ..., x_{n+1} par leur valeur en fonction de y_1, y_2, ..., y_{n+1}, car les constantes α_1, α_2, ..., α_n, doivent rester évidemment les mêmes.

11

18. Appelons V_1, V_2, ..., V_{n+1} les déterminants partiels des quantités F_1, F_2, ..., F_n considérées comme exprimées en fonction des variables y_1, y_2, ..., y_{n+1}. Nous trouverions, comme précédemment,

$$\frac{N_1}{V_1} = \frac{N_2}{V_2} = \cdots = \frac{N_{n+1}}{V_{n+1}},$$

et si l'on désigne par μ' l'un quelconque de ces rapports égaux, $\frac{1}{\mu'}$ sera le *multiplicateur* des équations [2].

Cherchons le rapport des multiplicateurs $\frac{1}{\mu}$ et $\frac{1}{\mu'}$. Pour cela, considérons la suite de rapports égaux

$$\frac{P_1}{Q_1} = \frac{P_2}{Q_2} = \cdots = \frac{P_{n+1}}{Q_{n+1}} = \mu,$$

et multiplions les deux termes de la première fraction par $\frac{df}{dx_1}$, les deux termes de la deuxième par $\frac{df}{dx_2}$, ainsi de suite; f étant une fonction auxiliaire quelconque, qui contient les variables x_1, x_2, ..., x_{n+1}.

Si l'on fait la somme des numérateurs des fractions ainsi obtenues et qu'on la divise par la somme des dénominateurs, on aura

$$\frac{P_1 \dfrac{df}{dx_1} + P_2 \dfrac{df}{dx_2} + \cdots + P_{n+1} \dfrac{df}{dx_{n+1}}}{Q_1 \dfrac{df}{dx_1} + Q_2 \dfrac{df}{dx_2} + \cdots + Q_{n+1} \dfrac{df}{dx_{n+1}}} = \mu,$$

on aurait de même, en considérant f comme une fonction de y_1, ... y_{n+1},

$$\frac{N_1 \dfrac{df}{dy_1} + N_2 \dfrac{df}{dy_2} + \cdots + N_{n+1} \dfrac{df}{dy_{n+1}}}{V_1 \dfrac{df}{dy_1} + V_2 \dfrac{df}{dy_2} + \cdots + V_{n+1} \dfrac{df}{dy_{n+1}}} = \mu';$$

mais en vertu des équations [1] et [2], on a évidemment

$$P_1 \frac{df}{dx_1} + P_2 \frac{df}{dx_2} + \cdots + P_{n+1} \frac{df}{dx_{n+1}} = \frac{df}{dt},$$

$$N_1 \frac{df}{dy_1} + N_2 \frac{df}{dy_2} + \cdots + N_{n+1} \frac{df}{dy_{n+1}} = \frac{df}{dt}.$$

Les numérateurs des valeurs de μ et de μ' sont donc égaux. Le dénominateur de μ est égal au déterminant que nous avons représenté par

$$\Sigma\left(\frac{dF_1}{dx_1}\frac{dF_2}{dx_2}\cdots\frac{dF_n}{dx_n}\frac{df}{dx_{n+1}}\right).$$

De même, le dénominateur de μ' sera représenté par

$$\Sigma\left(\frac{dF_1}{dy_1}\frac{dF_2}{dy_2}\cdots\frac{dF_n}{dy_n}\frac{df}{dy_{n+1}}\right),$$

nous aurons donc, en posant $\frac{1}{\mu}=m$ et $\frac{1}{\mu'}=M$,

$$\frac{M}{m}=\frac{\Sigma\left(\dfrac{dF_1}{dy_1}\dfrac{dF_2}{dy_2}\cdots\dfrac{dF_n}{dy_n}\dfrac{df}{dy_{n+1}}\right)}{\Sigma\left(\dfrac{dF_1}{dx_1}\dfrac{dF_2}{dx_2}\cdots\dfrac{dF_n}{dx_n}\dfrac{df}{dy_{n+1}}\right)}.$$

19. On peut éliminer de cette expression les fonctions F_1, F_2, ..., F_n, f. On a, en effet, comme nous l'avons démontré au n° **13** du § Ier,

$$\Sigma\left(\frac{dF_1}{dy_1}\frac{dF_2}{dy_2}\cdots\frac{dF_n}{dy_n}\frac{df}{dy_{n+1}}\right)=\Sigma\left(\frac{dF_1}{dx_1}\cdots\frac{dF_n}{dx_n}\frac{df}{dx_{n+1}}\right)\Sigma\left(\frac{dx_1}{dy_1}\frac{dx_2}{dy_2}\cdots\frac{dx_{n+1}}{dy_{n+1}}\right);$$

de même

$$\Sigma\left(\frac{dF_1}{dx_1}\frac{dF_2}{dx_2}\cdots\frac{dF_n}{dx_n}\frac{df}{dx_{n+1}}\right)=\Sigma\left(\frac{dF_1}{dy_1}\cdots\frac{dF_n}{dy_n}\frac{df}{dy_{n+1}}\right)\Sigma\left(\frac{dy_1}{dx_1}\frac{dy_2}{dx_2}\cdots\frac{dy_{n+1}}{dx_{n+1}}\right).$$

On aura donc pour $\dfrac{M}{m}$ les deux valeurs suivantes :

$$\frac{M}{m}=\frac{1}{\Sigma\left(\dfrac{dy_1}{dx_1}\dfrac{dy_2}{dx_2}\cdots\dfrac{dy_{n+1}}{dx_{n+1}}\right)}=\Sigma\left(\frac{dx_1}{dy_1}\frac{dx_2}{dy_2}\cdots\frac{dx_{n+1}}{dy_{n+1}}\right).$$

20. Supposons que, dans le changement de variables, on conserve x_1, x_2, ..., x_k. Pour savoir de quelle manière le déterminant $\Sigma\left(\dfrac{dx_1}{dy_1}\dfrac{dx_2}{dy_2}\cdots\dfrac{dx_{n+1}}{dy_{n+1}}\right)$ doit être modifié, écrivons les quantités dont il se compose; nous formerons ainsi le tableau suivant :

$$\frac{dx_1}{dy_1}\ \frac{dx_1}{dy_2}\ \ldots\ \frac{dx_1}{dy_k}\ \ldots\ \frac{dx_1}{dy_{n+1}},$$

$$\frac{dx_2}{dy_1}\ \frac{dx_2}{dy_2}\ \ldots\ \frac{dx_2}{dy_k}\ \ldots\ \frac{dx_2}{dy_{n+1}},$$

$$\cdot\ \cdot\ \cdot\ \cdot\ \cdot\ \cdot\ \cdot\ \cdot\ \cdot\ \cdot$$

$$\frac{dx_k}{dy_1}\ \frac{dx_k}{dy_2}\ \ldots\ \frac{dx_k}{dy_k}\ \ldots\ \frac{dx_k}{dy_{n+1}},$$

$$\cdot\ \cdot\ \cdot\ \cdot\ \cdot\ \cdot\ \cdot\ \cdot\ \cdot\ \cdot$$

$$\frac{dx_{n+1}}{dy_1}\ \frac{dx_{n+1}}{dy_2}\ \ldots\ \frac{dx_{n+1}}{dy_k}\ \ldots\ \frac{dx_{n+1}}{dy_{n+1}}.$$

Si l'on veut conserver les variables $x_1, \ldots, x_k$, il suffira de faire dans ce tableau $x_1 = y_1$, $x_2 = y_2, \ldots, x_k = y_k$. Les termes qui se trouvent à la fois dans les k premières colonnes et les k premières bandes seront nuls, excepté les termes de la diagonale, qui seront évidemment égaux à 1 jusqu'à $\frac{dx_k}{dy_k}$ inclusivement. De sorte que le déterminant des quantités contenues dans ce tableau se réduira à

$$\sum\left(\frac{dx_{k+1}}{dy_{n+1}}\frac{dx_{k+2}}{dy_{n+2}}\cdots\frac{dx_{n+1}}{dy_{n+1}}\right).$$

21. Un cas remarquable se présentera lorsque, sur les $n+1$ intégrales du problème, on en connaîtra $(n-1)$; par exemple

$$\alpha_2 = F_2(x_1, x_2, \ldots, x_{n+1}),\ \alpha_3 = F_3(x_1, x_2, \ldots, x_{n+1}), \ldots, \alpha_n = F_n(x_1, x_2, \ldots, x_{n+1}).$$

En effet, comme on peut tirer de ces équations les valeurs de $x_3, x_4, \ldots, x_{n+1}$ en fonction de $\alpha_2, \ldots, \alpha_n$, il sera facile de substituer aux variables $x_1, \ldots, x_{n+1}$ les variables $x_1, x_2, \alpha_2, \ldots, \alpha_n$.

Les équations [a] se réduiront alors aux deux équations représentées par les trois rapports égaux

$$\frac{dx_1}{P_1} = \frac{dx_2}{P_2} = dt.$$

P_1 et P_2 étant fonction de $x_1, x_2, \alpha_2, \ldots, \alpha_n$. On aura ainsi

$$\frac{M}{m} = \sum \frac{dx_3}{d\alpha_2}\frac{dx_4}{d\alpha_3}\cdots\frac{dx_{n+1}}{d\alpha_n} = \frac{1}{\sum \dfrac{d\alpha_2}{dx_3}\dfrac{d\alpha_3}{dx_n}\cdots\dfrac{d\alpha_n}{dx_{n+1}}}.$$

Si $m = 1$, comme cela a lieu dans les équations différentielles,

$$[5] \qquad \frac{dp_1}{dt} = -\frac{d\mathrm{H}}{dq_1},\ \frac{dp_2}{dt} = -\frac{d\mathrm{H}}{dq_2} \cdots \frac{dq_1}{dt} = \frac{d\mathrm{H}}{dp_1} \cdots \frac{dq_n}{dt} \frac{d\mathrm{H}}{dp_n},$$

on aura la valeur de M satisfaisant à l'équation

$$\frac{d\mathrm{MP}_1}{dx_1} + \frac{d\mathrm{MP}_2}{dx_1} = 0.$$

Donc, quand on connaîtra $(n-1)$ intégrales

$$\alpha_2 = \mathrm{F}_2,\ \alpha_3 = \mathrm{F}_3,\ \ldots,\ \alpha_n = \mathrm{F}_n,$$

on pourra, au moyen de M, en trouver une autre sans employer de quadratures.

Puis, en substituant dans $t = \displaystyle\int \frac{dx_1}{p_1}$ les valeurs de $x_2,\ x_3,\ \ldots,\ x_{n+1}$ en fonction de $x_1,\ \alpha_1,\ \ldots,\ \alpha_n$, on trouvera, par une quadrature, la $(n+1)^{\mathrm{e}}$ intégrale des équations [1].

M est alors appelé, selon l'expression de Jacobi, le *dernier multiplicateur*.

22. Quand on cherche quelles sont les intégrales de la forme

$$\beta = \text{fonction de } (p_1,\ \ldots,\ p_n,\ q_1,\ \ldots,\ q_n),$$

qui, combinées avec une intégrale donnée

$$\alpha = \text{fonction de } (p_1,\ \ldots,\ p_n,\ q_1,\ \ldots,\ q_n),$$

donnent $(\alpha,\ \beta) = 0$, on est amené, comme nous l'avons vu dans la thèse de mécanique, à résoudre les équations suivantes :

$$\frac{dp_1}{d\beta} = -\frac{d\alpha}{dq_1},\ \ldots,\ \frac{dp_n}{d\beta} = -\frac{d\alpha}{dq_n},\ \frac{dq_1}{d\beta} = \frac{d\alpha}{dp_1},\ \ldots,\ \frac{dq_n}{d\beta} = \frac{d\alpha}{dp_n},$$

ou bien

$$\frac{dp_1}{-\left(\dfrac{d\alpha}{dq_1}\right)} = \frac{dp_2}{-\left(\dfrac{d\alpha}{dq_2}\right)} = \ldots = \frac{dq_1}{\left(\dfrac{d\alpha}{dp_1}\right)} = \ldots = d\beta.$$

On voit immédiatement que l'on aura $m = 1$. Par conséquent on saura trouver M, et quand on connaitra $n-1$ intégrales des équations

$$\frac{-\,dp_1}{\left(\dfrac{d\alpha}{dq_1}\right)} = \frac{-\,dp_2}{\left(\dfrac{d\alpha}{dq_2}\right)} = \cdots = \frac{dy_n}{\left(\dfrac{d\alpha}{dp_n}\right)},$$

on aura les deux autres par des quadraturés.

§ III.

Recherche directe du multiplicateur des équations différentielles de la mécanique dans le cas où l'on prend pour variables $q_1, \ldots, q_n, q'_1, \ldots, q'_n$.

23. Nous avons vu, dans la Thèse de Mécanique, comment on pouvait remplacer n équations différentielles du second ordre par $2n$ équations différentielles du premier ordre entre les variables $q_1, \ldots, q_n, p_1, \ldots, p_n$, et nous venons de voir que, pour cette forme d'équations différentielles, on avait $m = 1$.

Supposons maintenant qu'au lieu de $q_1, \ldots, q_n, p_1, \ldots, p_n$ on prenne pour variables $q_1, \ldots, q_n, q'_1, \ldots, q'_n$, et soit M le multiplicateur dans le nouveau système de variables; nous venons de voir que l'on avait

$$\frac{M}{1} = \sum\left(\frac{dp_1}{dq'_1}\frac{dp_2}{dq'_2}, \ldots, \frac{dp_n}{dq'_n}\right).$$

Pour avoir $p_1, \ldots, p_n$ en fonction de $q_1, \ldots, q_n, q'_1, \ldots, q'_n$, rappelons-nous que l'on a

$$T = \tfrac{1}{2}\sum_n^1\sum_n^1 a_i\,a_{i'}\,q'_i\,q'_{i'}, \quad p_1 = \frac{dT}{dq'_1} = \sum_n^1 a_{i,1}\,q'_i, \ldots, p_n = \sum_n^1 a_{i,n}\,q'_i\,;$$

on a vu aussi que $a_{i,h} = a_{h,i}$; il en résulte

$$[6] \qquad\qquad \frac{dp_i}{dq'_h} = a_{i,h} = a_{h,i} = \frac{dp_h}{dq'_i}.$$

On voit donc que M n'est autre chose que le déterminant

$$\sum\left(a_{1,1}.a_{2,2}.a_{3,3}\cdots a_{n,n}\right);$$

lequel sera, d'après l'équation [6], symétrique par rapport à la diagonale du tableau des quantités dont il se compose.

24. Dans le cas où les variables sont $q'_1, \ldots, q'_n, q_1, \ldots, q_n$, on
pourrait encore trouver M sans employer le théorème relatif au changement de variable, comme nous venons de le faire.

En effet, dans le cas dont il s'agit, les équations différentielles
sont :

$$\frac{dq_1}{q'_1} = \frac{dq_2}{q'_2} = \ldots = \frac{dq'_1}{q''_1} = \ldots = \frac{dq'_n}{q''_n} = dt,$$

en posant
$$q''_1 = \frac{dq'}{dt}, \ldots, q''_n = \frac{dq'_n}{dt}.$$

Il faut trouver une fonction M des inconnues, satisfaisant à l'é-
quation

$$\frac{d(Mq'_1)}{dq_1} + \frac{d(Mq'_2)}{dq_2} + \ldots + \frac{d(Mq'_n)}{dq_n} + \frac{d(Mq''_1)}{dq'_1} + \ldots + \frac{d(Mq''_n)}{dq'_n} = 0;$$

ou, en développant et en supposant M indépendant de t explicitement,

$$[7] \qquad \frac{d\log M}{dt} + \frac{dq''_1}{dq'_1} + \frac{dq''_2}{dq'_2} + \ldots + \frac{dq''_n}{dq'_n} = 0.$$

Cherchons maintenant $\dfrac{dq''_1}{dq'_1} \ldots, \dfrac{dq''_n}{dq_n}$.

Nous avons vu que les équations différentielles de la Mécanique,
données par Lagrange, étaient de la forme

$$\frac{d}{dt}\frac{dT}{dq'_i} - \frac{dT}{dq_i} - \frac{dU}{dq_i} = 0.$$

Désignons $\dfrac{dU}{dq_i}$ par Q_i, et posons $\varphi_i = \dfrac{d}{dt}\dfrac{dT}{dq'_i} - \dfrac{dT}{dq_i} - Q_i$.

Supposons que dans les équations

$$\varphi_1 = 0, \quad \varphi_2 = 0, \quad \ldots, \quad \varphi_n = 0,$$

on ait substitué à $q''_1, q''_2, \ldots, q''_n$, leurs valeurs tirées de ces mêmes
équations, et différencions successivement par rapport à $q'_1, \ldots, q'_n$,

chacune de ces n équations. Nous obtiendrons ainsi les n groupes suivants :

$$\frac{d\varphi_1}{dq'_1}+\sum_n{}^1\frac{d\varphi_1}{dq''_k}\frac{dq''_k}{dq'_1}=0,\ \frac{d\varphi_1}{dq'_2}+\sum_n{}^1\frac{d\varphi_1}{dq''_k}\frac{dq''_k}{dq'_2}=0,\ \ldots,\ \frac{d\varphi_1}{dq'_n}+\sum_n{}^1\frac{d\varphi_1}{dq''_k}\frac{dq''_k}{dq'_n}=0.$$

$$\frac{d\varphi_2}{dq'_1}+\sum_n{}^1\frac{d\varphi_2}{dq''_k}\frac{dq''_k}{dq'_1}=0,\ \frac{d\varphi_2}{dq'_2}+\sum_n{}^1\frac{d\varphi_2}{dq''_k}\frac{dq''_k}{dq'_2}=0,\ \ldots,\ \frac{d\varphi_2}{dq'_n}+\sum_n{}^1\frac{d\varphi_2}{dq''_k}\frac{dq''_k}{dq'_n}=0.$$

$$\cdots\cdots\cdots\cdots\cdots\cdots\cdots\cdots\cdots$$

$$\frac{d\varphi_n}{dq'_1}+\sum_n{}^1\frac{d\varphi_n}{dq''_k}\frac{dq''_k}{dq'_1}=0,\ \frac{d\varphi_n}{dq'_2}+\sum_n{}^1\frac{d\varphi_n}{dq''_k}\frac{dq''_k}{dq'_2}=0,\ \ldots,\ \frac{d\varphi_n}{dq'_n}+\sum_n{}^1\frac{d\varphi_n}{dq''_k}\frac{dq''_k}{dq'_n}=0.$$

Le premier groupe nous donnera $\dfrac{dq''_1}{dq'_1}$, le deuxième nous donnera $\dfrac{dq''_2}{dq'_2}$, etc. Le dénominateur R, de ces inconnues, sera le même dans tous les groupes, et pour avoir le numérateur de $\dfrac{dq''_h}{dq'_h}$, par exemple, il faudra remplacer dans R, $\dfrac{d\varphi_1}{dq''_h}\ \ldots,\ \dfrac{d\varphi_n}{dq''_h}$, par $\dfrac{d\varphi_1}{dq'_h}\ \ldots,\ \dfrac{d\varphi_n}{dq'_h}$.

25. Je dis que, les valeurs des inconnues étant trouvées, on aura

$$\frac{dq''_1}{dq'_1}+\frac{dq''_2}{dq'_2}\cdots+\frac{dq''_n}{dq'_n}=-\frac{d\log\mathrm{R}}{dt}.$$

En effet, on a, en n'étendant pas évidemment le signe $\sum$ à l'indice k ni à l'indice h,

$$\varphi_k=\frac{d}{dt}\sum a_{k,n}q'_n-\tfrac{1}{2}\sum\sum\left(q'_i q'_{i'}\frac{da_{i,i'}}{dq_k}\right)-\mathrm{Q}_k=0,$$

ou bien

$$\varphi_k=\sum\left\{a_{k,n}q''_n+q'_n\left(\frac{da_{k,n}}{dq_1}q'_1+\frac{da_{k,n}}{dq_2}q'_2+\cdots\right)\right\}$$
$$-\tfrac{1}{2}\sum\sum\left(q'_i q'_{i'}\frac{da_{i,i'}}{dq_k}\right)-\mathrm{Q}_k=0,$$

d'où

$$\frac{d\varphi_k}{dq'_h}=\frac{da_{k,h}}{dt}+\sum q'_n\frac{da_{k,n}}{dq_h}-\tfrac{1}{2}\sum q'_n\frac{da_{n,h}}{dq_k}-\tfrac{1}{2}\sum q'_n\frac{da_{h,n}}{dq_k}.$$

On trouverait de la même manière, en changeant k en h et *vice versâ*,

$$\frac{d\varphi_k}{dq'_h} = \frac{da_{h,k}}{dt} + \sum q'_n \frac{da_{h,n}}{dq_k} - \frac{1}{2} \sum q'_n \frac{da_{n,k}}{dq_h} - \frac{1}{2} \sum q'_n \frac{da_{k,n}}{dq_h}.$$

Donc
$$\frac{d\varphi_k}{dq'_h} + \frac{d\varphi_h}{dq'_k} = 2\frac{da_{h,k}}{dt}.$$

Remarquous aussi que l'on a évidemment

$$\frac{d\varphi_k}{dq''_h} = a_{h,k} = a_{k,h} = \frac{d\varphi_h}{dq''_k},$$

d'où
$$R = \sum (a_{1,1}, a_{2,2}, \ldots, a_{n,n}).$$

26. Cela posé, il sera facile de démontrer la proposition énoncée. Prenons, en effet, un terme quelconque de R, $Ba_{i,h}$, par exemple. B sera un déterminant partiel qui contiendra tous les termes de R, excepté ceux qui forment la bande i et la colonne h dans le *tableau* des quantités dont R est composé, et qui est évidemment le suivant :

$$
\begin{array}{cccc}
a_{1,1}, & a_{1,2}, & \ldots, & a_{1,n}, \\
a_{2,1}, & a_{2,2}, & \ldots, & a_{2,n}, \\
\cdot & \cdot & \cdot & \cdot \\
\cdot & \cdot & \cdot & \cdot \\
a_{n,1}, & a_{n,2}, & \ldots, & a_{n,n}.
\end{array}
$$

Ce tableau étant symétrique par rapport à la *diagonale*, les colonnes et les bandes de même rang sont égales. D'après cela, le coefficient B' du facteur $a_{h,i}$ doit être égal au coefficient B du facteur $a_{i,h}$; car B' se compose de tous les termes de R, excepté de ceux qui composent, dans le tableau, la colonne h et la bande i, et B se compose, comme nous l'avons vu, de tous les termes de R à l'exception de ceux qui composent, dans le tableau, la bande i et la colonne h. De plus, d'après la règle qui sert à former un dénominateur, B et B' doivent avoir le même signe.

Pour avoir $\frac{dq''_h}{dq'_h}$ il faudra, dans $Ba_{i,h}$, remplacer $a_{i,h}$ par $-\frac{d\varphi_i}{dq'_h}$, de même pour avoir $\frac{dq''_k}{dq'_k}$ il faudra, dans $Ba_{h,i}$, remplacer $a_{h,i}$ par $-\frac{d\varphi_h}{dq'_i}$, ce qui donnera au numérateur un terme de la forme

$$- B\left(\frac{d\varphi_i}{dq'_h} + \frac{d\varphi_h}{dq'_i}\right) = - B\left(\frac{da_{i,h}}{dt} + \frac{da_{h,i}}{dt}\right).$$

On peut donc dire qu'au terme quelconque $Ba_{i,h}$ du dénominateur correspond, au numérateur, le terme $B\frac{da_{i,h}}{dt}$. Les termes de la diagonale ne font pas exception, car, comme on a $-\frac{d\varphi_i}{dq'_i} = \frac{da_{i,i}}{dt}$, ces termes n'ont pas besoin d'être groupés.

On aura donc pris la dérivée par rapport au temps de chaque terme du dénominateur, et l'on aura $\frac{d\log M}{dt} = -\frac{d\log R}{dt}$. C. Q. F. D.

§ IV.

Problème des trois corps.

27. Au lieu de prendre pour variables, comme le fait Jacobi, les coordonnées des points et leurs vitesses, on pourrait choisir d'autres variables qui seraient des combinaisons de celles-là. Ce choix peut être utile dans certains cas, comme va nous le montrer l'exemple suivant.

Supposons 3 corps **A, B, C** attirés par des forces qui sont des fonctions quelconques de leurs distances, que nous appellerons $AB = r$, $BC = \delta$, $AC = r$.

Pour plus de facilité, nous supposerons le corps **A** fixe.

Choisissons pour plans de coordonnées 3 plans rectangulaires dont l'origine soit au point **A**. Soient x, y, z les coordonnées du point **B**, dont la masse est m, et x_1, y_1, z_1 celles du point m_1.

Prenons pour variables : 1° les grandeurs des rayons vecteurs et des vitesses de chaque mobile; 2° les angles que font entre eux ces rayons vecteurs; 3° l'angle que font entre elles les directions des vitesses, et enfin les angles que ces vitesses font avec les rayons vecteurs. Ces 9 variables suffisent pour déterminer la position relative des points m et m' par rapport au point A, c'est-à-dire le triangle ABC, les directions des vitesses des mobiles par rapport aux éléments de ces triangles, et enfin les grandeurs de ces vitesses. Il ne reste plus qu'à déterminer la position du triangle ABC par rapport aux 3 plans de coordonnées. En appelant a, v, w.... ces nouvelles variables, on aura

$$x^2+y^2+z^2=u, \qquad x^2_1+y^2_1+z^2_1=u_1, \qquad xx_1+yy_1+zz_1=Q,$$
$$x'^2+y'^2+z'^2=v, \qquad x'^2_1+y'^2_1+z'^2_1=v_1, \qquad xx'_1+yy'_1+zz'_1=R,$$
$$xx'+yy'+zz'=w, \quad x_1x'_1+y_1y'_1+z_1z'_1=w_1, \quad x_1x'+y_1y'+z_1z'=R_1.$$

Les équations du mouvement, dans le système primitif de variables, sont, d'après les formules de la Mécanique analytique *,

$$\frac{dx}{dt}=x', \; \frac{dy}{dt}=y', \; \frac{dz}{dt}=z', \qquad \frac{dx_1}{dt}=x'_1, \; \frac{dy_1}{dt}=y'_1, \; \frac{d}{dt}=z'_1,$$

$$\frac{dx'}{dt}=\frac{\mu x}{r}\varphi(r)+m_1\frac{(x_1-x)}{\delta}\varphi(\delta), \qquad \frac{dx'_1}{dt}=\frac{\mu x_1}{r_1}\varphi(r_1)-m\frac{(x_1-x)}{\delta}\varphi(\delta),$$

$$\frac{dy'}{dt}=\frac{\mu y}{r}\varphi(r)+m_1\frac{(y_1-y)}{\delta}\varphi(\delta), \qquad \frac{dy'_1}{dt}=\frac{\mu y_1}{r_1}\varphi(r_1)-m\frac{y_1-y}{\delta}\varphi(\delta),$$

$$\frac{dz'}{dt}=\frac{\mu z}{r}\varphi(r)+m_1\frac{(z_1-z)}{\delta}\varphi(\delta), \qquad \frac{dz'_1}{dt}=\frac{\mu z_1}{r_1}\varphi(r_1)-m\frac{z_1-z}{\delta}\varphi(\delta).$$

Je dis qu'au moyen de ces équations, nous pourrons exprimer les 9 dérivées

$$\frac{du}{dt}, \; \frac{dv}{dt}, \; \frac{dw}{dt}, \; ...., \frac{dQ}{dt}, \; \frac{dR}{dt}, \; \frac{dR_1}{dt},$$

---

* μ désigne la force attractive exercée par le soleil sur l'unité de masse à une distance égale à l'unité.

en fonction des 9 variables u, v, w, ..., Q, R, R_1. En effet, on trouve facilement :

$$\frac{du}{dt} = 2\,w, \quad \frac{dw}{dt} = v + \mu\sqrt{u}\,\varphi(\sqrt{u}) + m_1\frac{Q-u}{\sqrt{u_1+u-2Q}}\,\varphi(u_1+u-2Q)$$

$$\frac{dv}{dt} = 2\mu\frac{\varphi(\sqrt{u})}{\sqrt{u}}\,w + m_1\frac{R_1-w}{\sqrt{u_1+u-2Q}}\,\varphi(u_1+u-2Q)$$

$$\frac{dQ}{dt} = R + R_1,$$

$$\frac{dR}{dt} = x'_1 x' + y'_1 y' + z'_1 z' + \mu\frac{Q\varphi(\sqrt{u_1})}{\sqrt{u_1}} - m\frac{Q-u}{\sqrt{u+u_1-2Q}}\,\varphi(u+u_1,-2Q)$$

$$\frac{dR_1}{dt} = x' x'_1 + y' y'_1 + z' z'_1 + \mu\frac{Q\varphi(\sqrt{u})}{\sqrt{u}} + m_1\frac{Q-u_1}{\sqrt{u_1+u-2Q}}\,\varphi(u_1+u-2Q).$$

On trouverait évidemment des expressions analogues pour $\frac{du_1}{dt}$, $\frac{dv_1}{dt}$, $\frac{dw_1}{dt}$. Ces 9 dérivées sont donc exprimées en fonctions des 10 variables u, v, w, u_1, v_1, w_1, R, R_1, Q, Q_1, $x'x'_1 + y'y'_1 + z'z'_1$.

28. Je vais maintenant faire voir que la dernière $x'x'_1 + y'y'_1 + z'z'_1 = Z$ peut s'exprimer en fonction des autres.

Considérons, pour cela, la fonction homogène suivante :

$$(ax_1 + by_1 + cz_1 + du_1)^2 + (a'x_1 + b'y_1 + c'z_1 + d'u_1)^2 +$$
$$+ (a''x_1 + b''y_1 + c''z_1 + d''u_1)^2 = \text{const} = \beta,$$

ou, $m^2 + n^2 + p^2 = \beta$, en faisant $m = ax_1 + by_1 + cz_1 + du_1$, $n = a'x_1 + b'y_1 + c'z_1 + d'u_1$, $p = a''x_1 + b''y_1 + c''z_1 + d''u_1$. Il est facile de prouver que, si on égale à zéro les dérivées prises par rapport à chaque variable, on aura quatre équations qui se réduiront à trois. Ces quatre équations sont :

$$m\frac{dm}{dx_1} + n\frac{dn}{dx_1} + p\frac{dp}{dx_1} = 0,$$

$$m\frac{dm}{dy_1} + n\frac{dn}{dy_1} + p\frac{dp}{dy_1} = 0,$$

$$m\frac{dm}{dz_1} + n\frac{dn}{dz_1} + p\frac{dp}{dz_1} = 0,$$

$$m\frac{dm}{du_1} + n\frac{dn}{du_1} + p\frac{dp}{du_1} = 0,$$

or, β étant une constante, on a

$$0 = \tfrac{1}{2}\left(\frac{d\beta}{dx_1}dx_1 + \frac{d\beta}{dy_1}dy_1 + \frac{d\beta}{dz_1}dz_1 + \frac{d\beta}{du_1}du_1\right) = mdm + ndn + pdp,$$

multiplions la première par dx_1, la deuxième par dy_1, la troisième par dz_1, et ajoutons, il viendra

$$m\left(dm - \frac{dm}{du_1}du_1\right) + n\left(dn - \frac{dn}{du_1}du_1\right) + p\left(dp - \frac{dp}{du_1}du_1\right) = 0,$$

d'où
$$m\frac{dm}{du_1}du_1 + n\frac{dn}{du_1}du_1 + p\frac{dp}{du_1}du_1 = 0,$$

ce qui donne la quatrième équation.

Si donc, dans ces quatre équations du premier degré, nous regardons x_1, y_1, z_1, u_1, comme inconnues, le dénominateur commun devra être nul. Or ces équations ordonnées par rapport à x_1, y_1, z_1, u_1, prennent la forme :

$$x_1 \sum a^2 + y_1 \sum ab + z_1 \sum ac + u_1 \sum ad = 0,$$

$$x_1 \sum ab + y_1 \sum b^2 + z_1 \sum bc + u_1 \sum bd = 0,$$

$$x_1 \sum ac + y_1 \sum bc + z_1 \sum c^2 + u_1 \sum cd = 0,$$

$$x_1 \sum ad + y_1 \sum bd + z_1 \sum cd + u_1 \sum d^2 = 0.$$

On peut poser

$$\sum a^2 = u, \quad \sum ab = Q, \quad \sum ac = w, \quad \sum ad = R,$$

$$\sum ab = Q, \quad \sum b^2 = u_1, \quad \sum bc = R_1, \quad \sum bd = w_1,$$

$$\sum ac = w, \quad \sum bc = R_1, \quad \sum c^2 = v, \quad \sum cd = Z,$$

$$\sum ad = R, \quad \sum bd = w_1, \quad \sum cd = Z, \quad \sum d^2 = v_1.$$

donc en égalant à zéro le dénominateur commun, nous aurons entre Z et les neuf autres variables, la relation suivante :

$$0 = D = \begin{cases} wv_1(ww_1 - RR_1) + ZR(wu_1 - QR_1) + wQ(R_1v_1 - Zw_1) + wv_1(QR_1 - wu_1), \\ + uR_1(Zw_1 - R_1v_1) + vv_1(uu_1 - Q^2) + RR_1(RR_1 - ww_1) + vR(Qw_1 - Ru_1), \\ + RQ(vw_1 - R_1Z) + wZ(Ru_1 - Qw_1) + uw_1(R_1Z - vw_1) + Z^2(Q^2 - uu_1). \end{cases}$$

29. On pourrait donc se proposer d'intégrer les équations différentielles :

$$du:dv:dw.du_1:dv_1:dw_1:dQ:dR:dR_1::2w:\ldots:Z+f(u_1,u_1,Q):Z+f_1(u_1,u_1,Q),$$

qui ne contiennent plus que 9 variables, et qui nous donneront les intégrales qui se rapportent au mouvement relatif.

C'est à ce système d'équations que nous allons appliquer la recherche du dernier multiplicateur. Il sera donné par l'équation suivante :

$$\frac{d\log M}{dt} + \frac{dZ}{dR_1} + \frac{dZ}{dR} = 0.$$

Je dis que
$$\frac{dZ}{dR_1} + \frac{dZ}{dR} = \frac{d}{dt}\log\left(\frac{dD}{dZ}\right).$$

En effet, on a
$$\frac{dZ}{dR} + \frac{dZ}{dR_1} = -\frac{\dfrac{dD}{dR} + \dfrac{dD}{dR_1}}{\dfrac{dD}{dZ}},$$

$$\tfrac{1}{2}\left(\frac{dD}{dR} + \frac{dD}{dR_1}\right) = \left\{ \begin{array}{l} (R + R_1)(RR_1 - QZ - ww_1) + Z(wu_1 + uw_1) + \\ + Q(wv_1 + vw_1) - u_1 vR - v_1 R_1 u \end{array} \right\}.$$

$$\tfrac{1}{2}\frac{dD}{dZ} = Rwu_1 + uR_1w_1 - Q(RR_1 - QZ + ww_1) - zuu_1,$$

différencions $\dfrac{dD}{dz}$ en remarquant que $\dfrac{dQ}{dt} = \dot{R} + R_1$, l'égalité à prouver se réduit à

$$Z - (wu_1 + uw_1) - Q(wv_1 + vw_1) + vu_1 R + uv_1 R_1 + (R + R_1)(ww_1) =$$

$$= \begin{array}{l} Ru_1 \\ -Qw_1 \end{array}\Big|\frac{dw}{dt} + \begin{array}{l} R_1 u \\ -Qw \end{array}\Big|\frac{dw_1}{dt} + \begin{array}{l} wu_1 \\ -QR_1 \end{array}\Big|\frac{dR}{dt} + \begin{array}{l} w_1 u \\ -QR \end{array}\Big|\frac{dR_1}{dt} + \begin{array}{l} Rw \\ -Zu \end{array}\Big|\frac{du_1}{dt} + \begin{array}{l} R_1 w_1 \\ -Zu_1 \end{array}\Big|\frac{du}{dt}$$

$$+ (Q^2 - uu_1)\frac{dZ}{dt} + QZ(R + R_1) - ww_1\frac{dQ}{dt} + \begin{array}{l} uw_1 \\ -QR \end{array}\Big|\frac{dR_1}{dt}.$$

Des égalités $\frac{du}{dt} = 2w$, $\quad \frac{du_1}{dt} = 2w_1$, $\quad$ on tire

$$\left.\begin{array}{c} Rw \\ -Zu \end{array}\right|\frac{du_1}{dt} + R_1 w_1 \left.\begin{array}{c} \frac{du}{dt} \\ -Zu_1 \end{array}\right| = 2ww_1(R+R_1) - 2Z(uv_1 + wu_1),$$

en introduisant cette simplification et en substituant les valeurs de $\frac{dw}{dt}$, $\frac{dw_1}{dt}$, ..., $\frac{dQ}{dt}$, le deuxième membre de l'égalité prend la forme suivante

$$Q^2\left[\frac{dZ}{dt} - \mu\frac{\varphi\sqrt{(u_1)}}{\sqrt{u_1}}R_1 + mR_1\frac{\varphi(\delta)}{\delta} - \frac{\mu\varphi(\sqrt{u})}{\sqrt{u}}R - m_1R\frac{\varphi(\delta)}{\delta} - (m_1 w_1 + mw)\frac{\varphi(\delta)}{\delta}\right] -$$

$$- Q\left[\left.\begin{array}{c} w_1 v + wv_1 + w_1\mu \\ - w_1\mu \end{array}\right| \left.\begin{array}{c} \varphi(\sqrt{u})\sqrt{u} + w\mu \\ - w\mu \end{array}\right| \left.\begin{array}{c} \varphi(\sqrt{u_1})\sqrt{u_1} - um_1 w_1 \\ - u_1 mw \\ + um_1 w_1 \\ + u_1 mw \\ + (Ru_1 m_1 + R_1 um) \\ - (Ru_1 m_1 + R_1 um) \end{array}\right| \left.\begin{array}{c} \frac{\varphi(\delta)}{\delta} \cdot + R \\ + R_1 \end{array}\right| Z\right] +$$

$$+ uu_1\left[mR_1\frac{\varphi(\delta)}{\delta} - \mu\frac{\varphi(\sqrt{u_1})}{\sqrt{u_1}}R_1 - m_1R\frac{\varphi(\delta)}{\delta} - \mu\frac{\varphi(\sqrt{u})}{\sqrt{u}} - (m_1 w_1 + mw)\frac{\varphi(\delta)}{\delta}\right] +$$

$$+ u(v_1 R_1 - w_1 Z) + u_1(vR - wZ).$$

En vertu de la valeur de Z, fournie par l'équation $D = 0$, le coefficient de Q^2 est nul; celui de $-Q$ se réduit à $Z(R+R_1) + w_1 v + wv_1$, et il reste en définitive l'identité :

$$Z - (wu_1 + uv_1) - Q(wv_1 + vw_1) + vu_1 R + uw_1 R + (R+R_1)ww_1 =$$
$$= -Q(wv_1 + v_1 v) - Q(R+R_1)Z + u(R_1 v_1 - w_1 Z) + u_1(Rv - wZ) + (R+R_1)(QZ - ww_1);$$

on aura donc $\qquad \dfrac{d\log M}{dt} = -\dfrac{d}{dt}\log\left(\dfrac{dD}{dZ}\right),$

d'où $\qquad \dfrac{1}{M} = Rwu_1 + uR_1 w_1 - Q(RR_1 - QZ + ww_1) - Zuu_1,$

ce qui nous donnera le dernier multiplicateur.

Vu et approuvé, le   mai 1854,

Le doyen de la Faculté des Sciences,
Milne EDWARDS.

Permis d'imprimer,
Le Recteur de l'Académie,
CAYX.

TYPOGRAPHIE DE CH. LAHURE
Imprimeur du Sénat et de la Cour de Cassation
rue de Vaugirard, 9.